中医经典必读丛书

田思胜◎总主编

四圣悬枢 校注版

清·黄元御◎著

李东明 刘 毅 田思胜◎校注

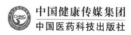
中国健康传媒集团
中国医药科技出版社

内容提要

《四圣悬枢》是论述瘟、疫、痘、疹之专书，作者黄元御，黄氏鉴于历代医家于瘟、疫、痘、疹四病，其论多杂乱无章，其药多孟浪不精，乃溯源《内》《难》经者，参以魏晋以来前贤之论，撰《四圣悬枢》五卷。第一卷论瘟病，第二卷论疫病，第三卷论痘病，第四卷论疹病。辨析四病原始要终，病因机转，以六经辨证，解析八纲，所拟诸方，均宗四圣之旨，并对时医多承家技，莫辨温凉的陋习逐一予以驳斥。卷五伊公四问，补叙前四卷所未详者。本书适合中医工作者、中医爱好者参考阅读。

图书在版编目（CIP）数据

四圣悬枢：校注版／（清）黄元御著；李东明，刘毅，田思胜校注．—北京：中国医药科技出版社，2024.6

（中医经典必读丛书／田思胜主编）

ISBN 978 - 7 - 5214 - 4633 - 3

Ⅰ.①四⋯　Ⅱ.①黄⋯　②李⋯　③刘⋯　④田⋯　Ⅲ.①中医典籍 – 中国 – 清代　Ⅳ.①R2 – 52

中国国家版本馆 CIP 数据核字（2024）第 094890 号

美术编辑	陈君杞
版式设计	南博文化

出版　**中国健康传媒集团**｜中国医药科技出版社

地址　北京市海淀区文慧园北路甲 22 号

邮编　100082

电话　发行：010 - 62227427　邮购：010 - 62236938

网址　www. cmstp. com

规格　880×1230mm $^1/_{32}$

印张　3 $^1/_8$

字数　75 千字

版次　2024 年 6 月第 1 版

印次　2024 年 6 月第 1 次印刷

印刷　大厂回族自治县彩虹印刷有限公司

经销　全国各地新华书店

书号　ISBN 978 - 7 - 5214 - 4633 - 3

定价　**15.00 元**

获取新书信息、投稿、为图书纠错，请扫码联系我们。

校注说明

❦❧❦

    《四圣悬枢》共计五卷，成书于1753年。作者黄元御，名玉路，字元御，一字坤载，号研农，别号玉楸子。生于公元1705年，卒于1758年，清代平度州昌邑县（今山东昌邑市）人。清代著名医学家，尊经派的代表人物，乾隆皇帝的御医，乾隆皇帝亲书"妙悟岐黄"褒奖其学识，亲书"仁道药济"概况其一生。他继承和发展了博大精深的祖国医学理论，对后世医家影响深远，被誉为"黄药师"、"一代宗师"。

    黄元御出身于书香门第，自幼深受家学影响。少年时，习举子业，遍览经史著作。因用功过勤，突患眼疾，因庸医误治，左目完全失明。科举时代，五官不正，不准入仕，遭此劫难，黄元御的仕进之路被彻底断送。在哀痛之余，当地名医、好友刘太吉劝他学医，他发愤立志"生不为名相济世，亦当为名医济人"，走上了弃儒从医的道路。黄元御凭着深厚的文化功底，又得到刘太吉认真传授，苦读历代中医典籍，数年奋斗，开始悬壶济世。在行医过程中他又不断总结经验，医术精进，医名大盛，时人将之与诸城名医臧枚吉并称"南臧北黄"。

    黄元御的著作，已知有十四种，医籍十一种，包括《伤寒悬解》《金匮悬解》《四圣悬枢》《四圣心源》《长沙药解》《伤寒说义》《素灵微蕴》《玉楸药解》《素问悬解》《灵枢悬解》《难经悬解》，另外尚有《周易悬象》《道德经悬解》《玉楸子堂稿》

等非医学著作三种。

《四圣悬枢》共计五卷，析温、疫、痘、疹之义，述四圣及前哲之精言，传己之精验。《灵素微蕴》四卷，二十六篇，乃黄元御研习《素》《灵》之心得体会及医案医话，是为论述温病、疫病、痘病、疹病的专著。黄氏鉴于历代医家论述以上四病杂乱无章，用药猛浪不精，因而著成本书。因其说理均本于"四圣"，故名《四圣悬枢》。《四库全书总目提要》称"其说为宋以来未有。"

《四圣悬枢》刻本，有咸丰十一年辛酉长沙徐树铭燮和精舍刻本，同治七年戊辰江夏彭器之成都刻本，同治八年己巳长沙黄济重庆刻本，光绪二十年甲午上海图书集成印书局排印本，公元1934年上海锦章书局石印本等。

此次整理以咸丰十一年辛酉长沙徐树铭燮和精舍刻本为主校本，参以同治七年戊辰江夏彭器之成都刻本、光绪二十年甲午上海图书集成印书局排印本等。

校勘的具体情况如下：

1. 书为竖排繁体，现改为横排简体。异体字、古体字、通假字等均改为现行通用简化字，不出校。原本因竖排所用"右"字，现因改为横排，全改为"上"字，不出校。

2. 对底本中明确是错讹、脱漏、衍文、倒置处，予以校正，并出校记。

3. 对底本与校本互异，若难以判断是非或两义皆通者，则不改原文，而出校记并存，或酌情表示有倾向性意见；若属一般性虚词而无损文义者，或底本无误而显系校本讹误者，一般不予处理。若底本与校本虽同，但原文却有误者，予以勘正，并出校说明理由；若怀疑有误而不能肯定者，不改原文，只在校注中说明。

4. 对一些已己不分、日曰混用的字，均予以校正，不出校记。

由于水平所限，不当之处，难以避免，敬请指正。

校注者

2024 年 3 月

四圣悬枢自叙

天未尝有生而无杀，或以兵荒，或以疫疠。杀之自天，于人何尤，然此虽天之过乎，抑亦人之罪焉。兵荒未必杀人，世无良相也，疫疠未必杀人，世无良医也。相而不良其罪小，医而不良其罪大。

魏晋以来，至于今日，疫疠之杀人多矣。其书数十百部，其徒数千百人，病则家不得免，药则户不能逃。最可恨者，小儿之痘疹，即大人之疫疠，愚妄不以为岁气，而以为胎毒。哀此百万生灵，既困天灾，复加人祸，民有两死而无一生，吁其悲矣！天地不仁，不过以百姓为刍狗，愚妄不仁，遂至以苍生为鱼肉，此怨天乎？抑尤人乎？仲景先师，创内外感伤之法，而未言疫疠。其言之彰明而较著者，人犹有未解，况其未言者与，何怪于群儿之讹谬耶。

仆于己巳春初，草《四圣悬枢》，析温疫痘疹之义，辛未六月，笔削于清江河院暑中。四部俱成，伤寒之义元矣，疫疠之义，元之又元。

慨夫！上士十载悟玄，下士见之大笑，以为尚白。其于闳意眇旨，玄而白之，其于沉辞浮藻，白而玄之。此黑之悬，彼白之募，是墨以为明而狐以为苍也。杨朱之弟，黑出而白入，其狗吠

1

焉，杨朱之狗，黑往而白来，其弟怪焉。兹苍黄之未变，又黑白之不分，世无杨朱之弟矣，世亦并无杨朱之狗也。往有楚士而官于齐者，聚书数车，袭故纸以谈岐黄，览兹玄解，胡卢而笑。吴牛之喘，未见月也，蜀犬之吠，未见日也，吾安得进吴蜀之犬牛，登泰岳，凌清浮，与之抑日月之光华哉！

　　昔子云草《玄》，侯芭从而受业，桓谭以为绝伦。今宇内之大，谅必有侯桓其人，吾将藏之深山，虚坐以待矣。

壬申十月昌邑黄元御

目　录

‿❦‿

| 四圣悬枢卷一 |

| 四圣悬枢卷二 |

| 四圣悬枢卷三 |

| 四圣悬枢卷四 |

| 四圣悬枢卷五 |

四圣悬枢卷一

温病解第一

时分冬夏，病殊寒温，气候不同，感伤亦异。伤寒著于仲景，温病阐于岐伯，各有妙解，水火判然。自叔和混热病于伤寒，伤寒之理，既永晦于千古；温病之义，亦长讹于百代。后世庸工纷起，杀运宏开，当鼓囊吹炉之际，何须覆鼎；值焦头烂额之秋，那堪入瓮。横览夭枉，怆恨实多，作温病解。

》温病名义

秋冬感冒，名曰伤寒；春夏感冒，名曰温病。病于春者谓之温，病于夏者谓之热，温热同病，因时异名。《素问·热论》：先夏至日者为病温，后夏至日者为病暑是也。四时之候，秋凉冬寒，春温夏热，约而言之，不过阴阳，阴阳之气，不过寒热。寒盛于冬，热盛于夏。秋之凉者，将寒而未寒也；春之温者，将热而未热也。感于冬者，谓之伤寒；感于夏者，谓之病热；感秋之凉，轻于伤寒，而实伤寒之属也；感春之温，轻于病热，而实病热之属也。故秋冬之感证，统曰伤寒，春夏之感证，统曰热病。仲景之言伤寒，兼秋月之伤凉也；《素问》之言热病，兼春月之病温也。

附岐伯温义

《素问·热论》：黄帝问曰：今夫热病者，皆伤寒之类也，

1

或愈或死，其死皆以六七日之间，其愈皆以十日以上者，何也？

热病者，伤寒之类，非伤寒也。

岐伯对曰：人之伤于寒也，则为病热，热虽甚不死，其两感于寒而病者，必不免于死。

外感之病，统曰伤寒，而其中实有风寒之分。春温夏热，皆感风邪，而曰伤寒者，感病之总名也。上文曰：热病者，伤寒之类，则温热非由伤寒甚明。

人之春夏感伤，风泄其卫，卫闭而遏营血，则为病热。热虽至甚，而经尽阴复，不至于死。其阳亢阴枯，外被邪客，而表里双传，一日两经，是谓两感。精液消亡，必不免于死也。

帝曰：愿闻其状。岐伯曰：伤寒一日，巨阳受之，巨阳者，诸阳之属也，故为诸阳主气也。其脉连于风府，故头项痛，腰脊强。二日阳明受之，阳明主肉，其脉挟鼻络于目，故身热目痛而鼻干，不得卧也。三日少阳受之，少阳主胆，其脉循胁络于耳，故胸胁痛而耳聋。三阳经络，皆受其病，而未入于脏者，故可汗而已。

足之三阳，自头走足。伤寒一日，太阳受之，太阳者，诸阳之所属也，故为诸阳主气也。太阳行身之后，其脉自头下项，挟脊抵腰，连于督脉之风府。邪自风府而入，客于太阳之经，故头项痛，腰脊强。二日阳明受之，阳明行身之前，其脉挟鼻络于目，故目痛鼻干。三阳之气，皆随阳明下行，阳气蛰藏则善寐，阳明上逆，阳升而火泄，故身热而不卧。三日少阳受之，少阳行身之侧，其脉从耳下颈，自胸贯膈，而循胁里，故胸胁痛而耳聋。三阳经络，皆受其病，而未入于三阴之脏者，经郁热发，汗之开其皮毛，经热外泻，则病愈矣。

四日太阴受之，太阴脉布胃中，络于嗌，故腹满而嗌干。五日少阴受之，少阴脉贯肾络于肺，系舌本，故口燥舌干而渴。六日厥阴受之，厥阴脉循阴器而络于肝，故烦满而囊缩。

足之三阴，自足走胸。四日太阴受之，太阴行身之前，其脉入腹络胃，上膈挟咽，故腹满而嗌干。五日少阴受之，少阴行身之后，其脉贯脊属肾入肺，而系舌本，故口燥舌干而渴。六日厥阴受之，厥阴行身之侧，其脉过阴器，抵少腹，挟胃属肝络胆，故烦满而囊缩。太阴曰脉布胃中，少阴曰脉贯肾，厥阴曰脉络于肝，是三阴之病，皆入于脏也。

其不两感于寒者，七日巨阳病衰，头痛少愈；八日阳明病衰，身热少愈；九日少阳病衰，耳聋微闻；十日太阴病衰，腹减如故，则思饮食；十一日少阴病衰，渴止不满，舌干已而嚏；十二日厥阴病衰，囊纵，少腹微下。大气皆去，病日已矣。

六日而六经俱尽，六日而六经俱解，所谓其愈皆以十日以上也。

帝曰：治之奈何？岐伯曰：治之各通其脏脉，病日衰已矣。其未满三日者，可汗而已；其已满三日者，可泻而已。

腑亦称脏，《素问·十二脏相使论》：十二脏之贵贱相使是也。五脏六腑皆受病矣，各通其脏脉，是何脏腑之病，即针通其何脏腑之脉也。其未满三日者，所谓三阳经络，皆受其病，而未入于脏，故可汗而已。其已满三日者，已入于脏，故可泻而已。汗泻俱是刺法，详见刺热篇。

《灵枢·热病》：热病三日，而气口静，人迎躁者，取之诸阳，五十九刺，以泻其热而出其汗，实其阴以补其不足。泻之则热去，补之则汗出。热病阳有余而阴不足，故泻其阳以补其阴。其在三阳，而未入脏者，热邪尚浅，补其经中之阴，则汗自出。其在三阴，而已入于脏者，热邪已深，非泄其脏中之阳，则热不去。温热之病，所以不死者，脏阴之未亡也。已入脏而不泄，则脏阴亡矣，故用泻法。

帝曰：其两感于寒者，其脉应与其病形何如？岐伯曰：其两感于寒者，病一日巨阳与少阴俱病，则头痛口干而烦满；二日阳明与太阴俱病，则腹满身热，不欲食，谵语；三日少阳与厥阴俱病，则耳聋囊缩而厥，水浆不入，不知人，六日死。三阴三阳，五脏六腑皆受病，营卫不行，五脏不通，则死矣。帝曰：五脏已伤，六腑不通，营卫不行，如是之后六日乃死，何也？岐伯曰：阳明者，十二经脉之长也，其血气盛，故不知人，三日其气乃尽，故死矣。

两感者，阳强不密，阴气衰绝。其太阳之寒，随少阴而化热；太阴之湿，随阳明而化燥；厥阴之风，随少阳而化火，故一日之内，两经俱病。以其表里同气，故感应神速，三日六经俱病，再三日，而阳明之气全消，是以死也。

附仲景温义

仲景《伤寒》：太阳病，发热而渴，不恶寒者，为温病。若发汗已，身热灼者，名曰风温。风温为病，脉阴阳俱浮，自汗出，身重，多眠睡，鼻息必鼾，语言难出。若被下者，小便不利，直视失溲。若被火者，微发黄色，剧则如惊痫，时瘛疭，若火熏之，一逆尚引日，再逆促命期。

伤寒阳乘阴位，卫气内郁，则发热。热传阳明，金土枯燥，则作渴，阴乘阳位，营气外闭，则恶寒，故太阳伤寒，未传阳明，则有寒热而无渴证。若病在太阳，发热作渴，而不恶寒，此非伤寒。是谓温病。温病之家，阳盛阴虚，津血枯槁，最忌汗、下、火攻。若发汗亡阴，身热如灼，火烈风生，名曰风温。风温为病，阳亢阴绝，其脉尺寸俱浮。毛蒸里泄，常自汗出；清气消亡，身体重浊；胆热传胃，土困则多眠睡；鼻息粗重，必作鼾声；机关燥涩，语言难出。是皆误汗之证也。若被下者，亡其肾阴，小便不利；血枯金燥，直视不转；风木疏泄，溲溺遗失。是皆误下之证也。若被火者，病微则肌肉熏蒸，而发黄色；病剧则水枯木燥，肝胆失营，魂气震荡，形如惊痫；筋脉伸缩，时作瘛疭；肌肤焦黑，色若烟熏。是皆误火之证也。凡若汗、若下、若火，皆为逆治。一逆尚延引其时日，再逆则催促其命期矣。

》温病根原

《素问·阴阳应象论》：冬伤于寒，春必病温。《生气通天论》：阴阳之要，阳秘乃固，阳强不能密，阴气乃绝。阴平阳秘，精神乃治，阴阳离决，精气乃绝。因于露风，乃生寒热。是以冬伤于寒，春必病温。《金匮真言论》：夫精者，身之本也，故藏于精者，春不病温。

四时之气，春生夏长，秋收冬藏。木火旺于春夏而司生长，金水旺于秋冬而司收藏。而金水之所以收藏者，则精魄之能也。精以至阴而主藏，魄者精之始基，但能收而未能藏，是以蛰藏之职，独归于精。藏气得令，相火蛰封，肾精温暖，是谓阳密。少阴癸水与太阳壬水，两相表里，皆主蛰藏。癸水之藏，以其温也，壬水之藏，以其寒也。五行之气，热则发宣，寒则凝闭，癸水之温而善藏者，壬水之寒而善闭也。

人于冬时，宜顺寒水之令，以藏阳气。阴精失藏，相火泄露，阳根不密，是谓冬伤于寒。冬伤于寒者，伤其寒水蛰藏之令气也。相火升炎，久而弥盛，春气一交，阳根尽泄，变木为火，化温成热，是以春月而行夏令也。天时之寒暄莫定，人窍之启闭无常，一遭风露侵凌，温病作矣。春时不病，至夏而感，是谓热病。冬时不病者，寒水司气，虽蛰藏失政，而经络脏腑之热，究未如春夏之盛也。

〉〉病原同异

温病之原，起于冬不藏精，伤其寒水之令，故春夏病感，必是内热。但冬伤于寒，春夏必病温热，而春夏之温热，不必皆冬伤于寒。其冬伤于寒而病温热者，自是内热，其不冬伤于寒而病温热者，未可定谓之内热也。病与温疫相同，而法亦无殊。其营郁热发，而又病于春夏之间，固无入脏生寒，用四逆、真武之证。然燥渴饮冷，积水不消者，亦未尝少，此皆不可用凉泻之法也。

〉〉风寒异邪

四时感伤之因，有风有寒。寒者，天地之阴气，风者，天地之阳气。阳主开，阴主阖，伤于寒者，皮毛开而寒束之，故窍闭而无汗；中于风者，皮毛闭而风泄之，故窍开而有汗。

气统于肺，金性清凉而降敛；血司于肝，木性温暖而升发。肺气清降则窍阖，肝血温升则窍开。人之汗孔，秋冬则阖者，气清而敛之也；春夏则开者，血温而发之也。秋冬窍阖，而有时偶开，则寒气伤之；春夏窍开，而有时偶闭，则风气中之。此四时之邪感伤之因也。

〉〉营卫殊伤

肺藏卫气，肝藏营血，寒则伤营而不伤卫，以卫气肃静，孔窍阖而寒莫由入，是以不伤。唯血温而窍开，乃伤于寒。风则伤卫而不伤营，以营血蒸动，孔窍开而风随汗解，是以不伤，唯气凉而窍阖，乃伤于风。

然寒伤营血，而病则在卫，以营性升发，一被寒邪，阖其皮毛，则营愈欲发，外乘阳位，而束卫气，故卫闭而恶寒。风伤卫气，而病则在营，以卫性降敛，一被风邪，开其汗孔，则卫愈欲敛，内乘阴位，而逼营血，故营郁而为热。

胃为戊土，乃卫气变化之原，伤寒之病，戊土与金水受之。金水司气，随戊土而下降，以阳体而胎阴魄，故气常清降而外敛，伤寒而气反内郁，是以病在气分。脾为己土，乃营血滋生之本，中风之病，己土与木火受之。木火主血，随己土而上升，以阴体而抱阳魂，故血常温升而内发，中风而血不外达，是以病在血分。

气清而孕水，故气病则寒盛，而为伤寒；血温而孕火，故血病即热盛，而为温病。秋冬之感，皆是伤寒，其时非必无风，中于风者，便是秋冬之温病；春夏之感，皆是中风，其时非必无寒，伤于寒者，便是春夏之寒病。究竟秋冬寒多而风少，故往往病寒，春夏寒少而风多，故往往病温，时令不同也。

›› 传经大凡

一日一经，六日经尽，凡诸感病之大凡也。若伤寒，若中风，若温病、热病，若温疫、寒疫，若痘病、疹病，无不皆然。但温热必传脏腑，余则病由外感，原无内热，不必定传脏腑耳。程氏郊倩，谓温病传经，伤寒中风不传经，其论全非。唯两感之家，一日两经，则温热之所独有，而诸感病之所无也。

≫ 太阳经证

头痛热渴

太阳以寒水主令，手太阳以丙火而化气于寒水，阴盛则壬水司气而化寒，阳盛则丙火违令而化热，故太阳以寒水之经，而易于病热。

温病之家，冬不藏精，相火升泄，伤其寒水闭蛰之气，火旺水亏，由来已久。及其春夏病感，卫阳闭秘，营热郁隆，寒水之气愈亏。故受病之一日，即发热作渴，而不恶寒也。

太阳在六经之表，故感则先病。其经自头下项，行身之背，故头项痛而腰脊强。肺主卫，肝主营，而总统于太阳。太阳之经，在皮毛之部，营卫者，皆皮毛之所统辖也。

温病卫闭而营郁，法当清营热而泻卫闭。一日之初，卫闭已见，营热方生，故一日太阳之治，宜凉金补水，而开皮毛，不易之法也。

玄霜丹

浮萍三钱　麦冬三钱　甘草二钱，炙　元参三钱　丹皮三钱
芍药三钱　生姜三钱，切　大枣三枚，劈

流水五杯，煎大半杯，热服，覆衣，饮热稀粥，取少汗。

治一日太阳温病，头项痛，腰脊强，发热作渴。

≫ 阳明经证

目痛鼻干

阳明以燥金主令，足阳明以戊土而化气于燥金，太阴胜则阳明

化气而为湿，阳明胜则太阴化气而为燥，故阳明之经，易于病燥。

温病冬水失藏，相火升炎，胃津既涸，脾精亦亡，太阴之湿，久化阳明之燥。春夏病感，卫阳遏闭，营热郁发，土焦金燔，燥气愈甚，其经挟鼻络目，行身之前，故目痛鼻干，而身热不卧。

阳莫盛于阳明，燥热在经，不得泄路，迟则胃腑积热，因表郁而内应。腑热一作，脏阴渐枯，便伏异日死机。于其腑热未动之时，凉泻经络，以清其热，则后患绝矣。

素雪丹

浮萍三钱　石膏三钱　元参三钱　葛根三钱　甘草二钱，炙
丹皮三钱　芍药三钱　生姜三钱，切　麦冬三钱

流水六杯，粳米半杯，煎大半杯，去渣，热服，覆衣，饮热稀粥，取少汗。

治二日阳明温病，身热，目痛鼻干，不卧，胸燥口渴者。呕者，加半夏三钱。

人参白虎汤

石膏五钱　知母三钱　人参三钱　甘草二钱　生姜三钱　粳米半杯

流水煎大半杯，热服，覆衣，取少汗。

温病二日，方传阳明之经，腑热未作，法宜清热而发表。热甚者，必伤肺气，当用人参白虎汤，清金泻热，益气生津，乃为善法。

〉〉少阳经证

胁痛耳聋

少阳以相火主令，足少阳以甲木而化气于相火，顺则下蛰而温肾水，逆则上炎而刑肺金，故少阳之经，最易病火。

温病寒水失藏，相火炎蒸，已旺于衰废之时。春夏病感，卫闭营郁，热盛火发，势当得令之候，愈极熏赫。少阳伤寒，有寒热之往来，以二阳在表，三阴在里，阳胜则热，阴胜则寒，少阳居表里之半，是以寒往而热来。温病三阴经气从阳化热，故但热而无寒。其经络耳循胁，行身之侧，故胸胁痛而耳聋。火曰炎上，炎上作苦，故咽干而口苦。

相火内郁，则肺金受刑，甲木内郁，则刑胃土，外无泄路，势必焦土流金，而入阳明。当以清凉和解之法，散其炎烈也。

红雨丹

柴胡四钱　黄芩三钱　芍药三两　石膏三钱　甘草三钱　丹皮三钱　生姜三钱，切　元参三钱

流水煎大半杯，热服，覆衣，饮热稀粥，取微汗。

治三日少阳温病，胸胁疼痛，耳聋口苦，咽干作渴者。

三阳经络，皆受其病，而未入于脏腑者，法应汗之。而温病与伤寒、中风，寒暄异气，不宜麻、桂辛温，以清润之剂，凉泻经络燥热，方是温病汗法。其伤在胃气，而病在营血，营热郁发，故用丹皮、白芍，泻热而凉营也。

》三阳传胃

伤寒中风，病于秋冬之际，原无内热。表邪不解，阳盛则传阳明之腑，阴盛则传太阴之脏。阴阳平和，则不入脏腑，始终在经，六日经尽，则汗解矣。温病内热素积，断无但在经络，不传胃腑之理。缘其经热郁隆，外泄无路，而胃腑积热，自当感应而发。但胃热大作，必在三日之后，经热不解，而后腑热郁勃，此自然之层次。病由外感，是以表热先发也。

其在三日之内，表邪郁迫，里热方生，但当发表，未可攻

里，表气疏泄，里气自平。若三日之外，腑热已作，则攻泻之法，乃可续用。

盖胃土燥热，必烁脏阴。其肺脾津液，肝肾精血，久为相火煎熬，益以燥热燔蒸，脏阴枯竭，则人死矣。是宜滋其脏阴，泻其腑热，勿令阳亢而阴亡矣。

白英丹

大黄五钱，生　芒硝三钱　甘草一钱，炙　枳实二钱，炒　厚朴三钱，炒　元参三钱　麦冬八钱　丹皮三钱　芍药三钱　生地三钱

流水煎大半杯，热服。

阳明戊土，位居三阳之长，阳盛之极，必皆归宿阳明，而入胃腑。温病三日之外，三阴脏病，悉以胃热为之根本。虽曰五脏六腑皆受病，而阳明胃腑，实其纲领也。其里热发作，不拘在何脏腑，总以泻胃为主，而兼清本部。但肠胃未至燥结，则第滋阴，不须承气。即燥结未甚，亦当俟之六日经尽之后，腑邪内实，用泻热滋阴之法，一下而清矣。若燥热隆盛，则三、四、五日之内，俱可泻下。是当用《伤寒》急下之法，不可循《伤寒》缓攻之条，以其内热郁伏，原与伤寒不同也。

›› 太阴经证

腹满嗌干

太阴以湿土主令，手太阴以辛金而化气于湿土，阳明盛则太阴化气而为燥，太阴盛则阳明化气而为湿，故太阴之经，最易病湿。然外感风寒，以及内伤百病，其在太阴，无不是湿，而唯温病之在太阴，则化湿为燥，以其冬水失藏，相火泄而脾阴烁也。

春夏病感，营郁热旺，湿气自当愈耗。其经布胃络嗌，故腹满而嗌干。

太阴之湿，夺于阳明之燥，脾阴枯槁，则肾肝精血，俱难保矣。是宜清散皮毛，泻阳明之燥，而滋太阴之湿也。

黄酥丹

浮萍三钱　生地四钱　甘草二钱，炙　丹皮三钱　芍药三钱
生姜三钱

流水煎大半杯，热服，覆衣。

治四日太阴温病，腹满嗌干，发热作渴者。

〉〉少阴经证

干燥发渴

少阴以君火主令，足少阴以癸水而化气于君火，阳盛则丁火司权而化热，阴盛则癸水违令而生寒，故少阴以君火之经，而最易病寒。然外感风寒，以及内伤百病，其在少阴，无不是寒，而唯温病之在少阴，则化寒为热，以其冬不藏精，水亏火泄，春夏病感，更值火旺水虚之候。

其经贯肾络肺，而系舌本，故口燥舌干而渴。

肾者主水，人身水火对列，水枯而火亢，则人亡矣。是宜清散皮毛，泻君火之亢，而益肾水之枯也。

紫玉丹

浮萍三钱　生地四钱　知母三钱　元参三钱　甘草二钱　天冬三钱　生姜三钱

流水煎大半杯，热服，覆衣。

治五日少阴温病，口燥舌干，发热作渴者。

》厥阴经证

烦满囊缩

厥阴以风木主令，手厥阴以相火而化气于风木，治则木达而化温，病则火郁而生热。以厥阴乙木，原胎丁火，故厥阴之经，最易病热。

温病卫闭而遏营血，营郁是以发热，而营藏于肝，则温病之来，实受于厥阴。方其隆冬火泄，营血已伤，势将腾沸。春夏病感，卫闭营遏，血热自当愈剧。其经循阴器而络肝，故烦满而囊缩。

手厥阴之火，扇以足厥阴之风，风烈火炎，煎迫营阴，营血枯槁，则命殒矣。是宜清散皮毛，泻相火之炎，而滋风木之燥也。

苍霖丹

浮萍三钱　生地四钱　芍药三钱，生　当归三钱　丹皮三钱
甘草二钱，生　生姜三钱

流水煎大半杯，热服，覆衣。

治六日厥阴温病，烦满囊缩，发热作渴者。

》三阴入脏

岐伯温病治法，未满三日者，可汗而已，其满三日者，可泻而已。三阳经络，皆受其病，而未入于脏者，故可汗而已。温病内热蓄积，交春夏而受感伤，内热郁隆，原无但传经络不传脏腑之理。第传脏传腑，必在三日之外。其未满三日，则但在经络，故曰三阳经络，皆受其病，而未入于脏。在经，是以可汗。若三

日之外，则必入于脏，既入于脏，则无不入于腑矣，故曰五脏六腑皆受病。入脏入腑，是以可泻。以阳盛于外，而根于内，三日之内，病在三阳，阳盛于外，故但是经热而已；三日之外，病入三阴，而脏阴消烁，已化亢阳，则非止经热而已也。积热郁伏，是以内传脏腑耳。

脏腑治法

脏以太阴为主，所谓脾者，孤脏以灌四旁也。腑以阳明为主，所谓阳明者，五脏六腑之海，十二经脉之长也。足太阴以湿土主令，足阳明从燥金化气。温病阳明之燥，劫夺太阴之湿，滋太阴之湿而泻阳明之燥固已，而推原太阴土湿之所由来，实原于水，而肾水之所以枯槁，一耗伤于燥土，一盗泄于风木。治法以麦冬润阳明之燥，以地黄滋太阴之湿，以知母、元参、天冬清金而壮少阴之水，以当归、丹皮、白芍润木而息厥阴之风。而地黄之性，滋湿清风，兼而能之，故三阴并宜。地黄泄阳助湿，至下之品，至于温病，土燥而木枯，则反为灵宝，莫佳于此矣！

汗泻之法

温热之病，阳强阴弱，岐伯立法，则曰汗泻，仲景垂戒，则曰汗下，义若不同，而理实无殊。岐伯之示汗泻，补阴而泻阳也，仲景之戒汗下，泻阳而亡阴也。后世通岐伯之针刺，效仲景之汤丸，易麻桂之温燥，汗之以清凉之剂，变承气之荡涤，泻之以滋润之品，壮火既清，微阴续复，则悉得岐伯之遗法，而不犯仲景之明戒矣。

岐伯论温，于《刺热篇》云：治诸热病，饮之寒水，乃刺之，必寒衣之，居止寒处，身寒而止也。仲景论温，但戒汗下火劫，未尝立法。究竟温病治法，不离汗泻两义，但须清凉滋润而已。会岐伯、仲景之义，于一百一十三方中选而用之，有汗法焉，暍病之人参白虎是也，《金匮》方中，有泻法焉，百合病之百合地黄是也。由此二法而变通之，法不胜穷矣。

四圣悬枢卷二

外感之邪，秋冬伤寒，春夏病温，寒温之外，乃有疫疠。天地违和，人物罹殃，州里相传，死亡继踵，惨目伤心，莫甚于此。念此身世，长不百龄，风霾夭骨，霜露雕年，益以医药差讹，调摄乖方，人寿几何，那复堪此！仲景《伤寒》垂法，宏济百代，人亡义晦，复无解者，况于疫疠，先师无言。著书立说之家，甚于瘟魔，制方用药之人，残于疠鬼。丈夫有志，燮理无权，永念来者，情何能已，作疫病解。

疫病解第二

》 疫病原始

中风伤寒，外感风寒，而寒热阴阳，视乎本气，是以人不皆病而病不皆同，半由客邪而半关主气。疫疠感于岁气之偏，乡里传染，证状皆同，少由主气而多属客邪。

盖天地有六气，风火暑湿燥寒也，岁有五运，土金水木火也。天之六气，随五运而迭迁，地之六气，亘千古而不变。五运回周，以天之六气，合地之六气，客主加临，太过不及之数见焉。由是生克胜复，亢害承制之变，参差不一，而岁气于焉不正。

人与天地相通也，一气不正，而人气感之，而一经之病见焉。风淫则病在厥阴，火淫则病在少阴，湿淫则病在太阴，暑淫则病在少阳，燥淫则病在阳明，寒淫则病在太阳，同气相感也。木火病则伤在血分，金水病则伤在气分。土者气血之中，血化于

16

己土而气化于戊土，血伤则己土病，气伤则戊土病也。

》寒温病异

疫病之邪，虽备六气，而寒温为多。温疫感春夏之风，寒疫感秋冬之寒。风为阳邪，感则伤阳，寒为阴邪，感则伤阴。卫气为阳，故中于风，营血为阴，故伤于寒。

平人卫气在外而内交于营，营血在内而外交于卫，营卫调和，是以无病。风伤卫气，则遏闭营血而生内热；寒伤营血，则裹束卫气而生外寒，营卫不调，是以病也。卫伤而内郁其营，故风虽伤卫而病实在血，营伤而外束其卫，故寒虽伤营而病实在气。血病者，多传阳明而为热，以血藏于肝而肝木生火，火盛则阳旺而入腑也，气病者，多传太阴而为寒，以气藏于肺而肺金生水，水盛则阴旺而入脏也。

温疫之家，阴气不衰，足以济阳，则但传阳经而不入阳明之腑，寒疫之家，阳气不衰，足以济阴，则但传阴经而不入太阴之脏，是谓顺证。六日六经俱遍，邪退正复，则表解而病愈矣。

》表里殊法

病在营卫，皮毛闭秘，法宜解表，以发内郁。营卫外发则生，内陷则死。风伤卫气，卫闭其营，营血外发，则斑生而病解，寒伤营血，营闭其卫，卫气外发，则汗出而病愈。

温疫传腑，腑热则营血内陷而不外发；寒疫传脏，脏寒则卫气内陷而不外发。故温疫营病，脏阴旺者多生，腑阳盛者多死；寒疫卫病，腑阳旺者多生，脏阴盛者多死。

温疫传腑，当清其腑热，以发营血；寒疫传脏，当温其脏寒，以发卫气。营司于肝，而实生于太阴，脏阴旺则外发，温疫之家，非阴盛之极者，不可轻泻其脾精；卫司于肺，而实化于阳明，腑阳旺则外发，寒疫之家，非阳盛之极者，不可轻泻其胃气也。

〉〉温疫由来

温疫之证，发热出汗，得之于风。其年木火不能发泄，则人气应之，多病温疫，以孔窍闭而风气泄之也。

木火生长，因乎阴气之左升。盖纯阴之位，而一阳已生，阳生必升，升则温暖而化风木，积温成热，是为君火。温则生而热则长，阳气敷舒于九天之上，孔窍发宣而不阖，故弗伤于风。木火不能发泄，则阳气下郁，而生内热。经络闭塞，孔窍不开，是以易中于风。

天人同气，天地之木火不能发泄，人物应之，而病温疫，故多病于春夏。其病于春者，伤在乙木，其病于夏者，伤在丁火也。

〉〉寒温殊病

温病感在经络而内有积热，前三日则在三阳之经，后三日则入三阴之脏。既入于脏，必入于腑，其入腑入脏，总是热而非寒。伤寒感在经络而内无积热，阳盛而后入腑，阴盛而后入脏。入腑则是热，入脏则是寒。温疫亦感在经络而内无积热，阳盛者亦入于腑，阴盛者亦入于脏。第未尝必入于腑，必入于脏。而病内热，其较温病不同，然营郁而热盛，但有入腑而病热，必无入脏而病寒者，其较伤寒亦不同。故温疫为病，止有寒泻之法而无温补之条。其在三阴，皆六日传经之证，与伤寒三阴脏寒之证，天渊不一也。凡经尽而斑发者，是但在经络而未入于腑也，若经尽而斑不发，必有内郁之证。表药之中，必兼凉泻，内热既清，则营达而斑发矣。

>> 表解热除

风性疏泄，气性收敛，风伤卫气，开其腠理，气欲内敛，风欲外泄。气闭于内，则营郁而为热，风泄于外，则窍开而为汗。风愈泄而气愈闭，营热日积，待至六经既尽，斑点外发，而后血分之热泄。

若气闭而不泄，则营热内郁，而生燥闷。五脏燔蒸，而人死矣。或泄之不透，隐见于皮肤之间，必郁而为痒。痒者，是谓隐疹。隐疹之家，血热蕴积，久而肌肉溃腐，发为痂癞，所谓脉风者也。当凉血发表，使营热外达，不令内蒸也。

>> 阴衰营陷

温疫之病，在于血分。风本伤卫，卫伤而闭其营血，是以病在血分。肝藏营血而太阴为生血之本，脾以阴土而含阳气，脾阳一升，则温暖而化肝木。温疫之病，非第在肝，而实连于太阴。脾阴不弱，足以滋润其营血，则营郁外达而斑点生。太阴脾脏，以湿土主令，阴衰传腑，湿化为燥，阳旺而生里热，则营气内陷而不外达。温疫之死，死于脾阴之弱，火土燥热而营郁不能达也。

>> 太阳经证

发热头痛

太阳之经，总统营卫，风伤卫气，遏闭营血，郁迫而生里热。肝木藏血而生火，火者，血中温气蓄积而化热也。太阳寒水之经，应当恶寒，以营郁而生火，故但热而不寒。其经自头走足，行身之背，经逆而不降，故头痛而项强也。

浮萍汤

浮萍三钱　丹皮三钱　芍药三钱　甘草二钱，炙　生姜三钱，切　大枣三枚，劈

流水煎大半杯，热服，覆衣，取汗。

治一日太阳温疫，发热头痛者。

温疫得之中风，亦是桂枝汤证。但发于春夏之月，但热无寒，不宜桂枝辛温，故以浮萍泻卫气之闭，丹皮、芍药泻营血之郁也。

身痛脉紧烦躁无汗

温疫在太阳之经，脉浮头痛，发热汗出，以风强而气不能闭也。若脉浮而紧，发热恶寒，身痛腰痛，烦躁无汗而喘促者，是气强而风不能泄也。

盖寒疫无汗，温疫有汗，以寒性闭藏而风性疏泄也。若卫阳遏闭，风不能泄，营郁莫达，则烦躁喘促，与伤寒同证。宜以浮萍、石膏清散经络之热也。

浮萍石膏汤

浮萍三钱　石膏三钱，生，研　杏仁三钱，泡，去皮尖　甘草二钱，炙　生姜三钱　大枣三枚，劈

流水煎大半杯，热服，覆衣。

治温疫身痛，脉浮紧，烦躁喘促，无汗者。

烦热燥渴

病在太阳之经，未入阳明之腑，不至遽生烦渴，若阳明燥盛之人，经热外逼，燥热内应，则见烦渴。阳明从燥金化气，腑燥发作，故有烦热便难之证。而腑燥未作，经燥先动，是以烦渴生焉。

其太阳表证未解，宜浮萍石膏清金而解表，绝其烦热入腑之源。表证已解，第以白虎加元麦汤清燥而生津。气虚者，加人参以益气，以表解阳虚，恐其燥去而阳亡也。

白虎加元麦汤

石膏五钱　　知母三钱　　甘草二钱，炙　　粳米一杯　　元参三钱　　麦冬八钱

流水煎至米熟，取大半杯，热服。

治温疫太阳经罢，烦热燥渴者。

人参白虎加元麦汤

石膏五钱　　知母三钱　　甘草二钱，炙　　人参三钱　　元参三钱　　麦冬八钱　　粳米一杯

流水煎至米熟，取大半杯，热服。

治温疫太阳经罢，气虚烦渴者。

》 阳明经证

目痛鼻干呕吐泄利

三阳之经，阳明为盛，足阳明从燥金化气，太阳表邪不解，经热内传，火性就燥，必入阳明。阴盛于里而阳盛于表，腑燥未作，经燥先动。《热论》：二日阳明受之，其脉挟鼻络于目，故身热目痛而鼻干，不得卧，是皆经络燥热之证也。

阳明主降，戊土右降，则金水收藏，相火归根，故上焦清空而善容。阳明不降，金水失其收藏，胆木逆行，相火上炎，肺金被克，故目痛而鼻干。胆木逆行，而贼胃土，胃气壅遏，不能容受，故呕吐而泄利，缘经邪郁迫其腑气故也。

浮萍葛根汤

浮萍三钱　葛根三钱　石膏三钱　元参三钱　甘草三钱　生姜三钱

流水煎大半杯，热服。

治温疫阳明经证，目痛鼻干，烦热不卧者。

浮萍葛根芍药汤

浮萍三钱　葛根三钱　石膏三钱　元参三钱　甘草二钱，炙　芍药三钱　生姜三钱

流水煎大半杯，热服。

治温疫阳明经证，泄利者。

浮萍葛根半夏汤

浮萍三钱　葛根三钱　石膏三钱　元参三钱　甘草三钱　芍药三钱　半夏三钱　生姜三钱

流水煎大半杯，热服。

治温疫阳明经证，呕吐者。

›› 阳明腑证

潮热汗出谵语腹痛便秘

病传阳明之经，不得汗解，腑阳素旺之人，以经热郁蒸而腑热内作，开其皮毛，则见大汗，至于手足淋漓，表邪尽解，全是内伤矣。经气发舒，无复郁迫，腑气松畅，吐利皆安。汗愈泄而土愈焦，燥愈增而热愈盛，每至申酉之交，应时发热，如潮汐不爽，是谓潮热。燥土消烁心液，于是谵语。燥矢壅遏腑气，于是满痛。迟则脏阴耗亡，营气郁陷，生死攸关，不可不亟下也。泻以大小承气，而加养阴凉血之味，脏阴续复，营郁外达矣。

22

调胃承气加芍药地黄汤

大黄三钱，生　甘草二钱　芒硝三钱　芍药三钱　生地八钱

流水煎一杯，去渣，入芒硝，火化，温服。

小承气加芍药地黄汤

大黄五钱，生　厚朴三钱，生　枳实三钱，炒　芍药三钱　生地一两

流水煎一杯，温服。不便，再服。

大承气加芍药地黄汤

大黄八钱，生　芒硝三钱　厚朴四钱　枳实四钱　芍药三钱　生地一两二钱

流水煎一杯，去渣，入芒硝，火化，温服。不下，再服。

〉〉少阳经证

目眩耳聋口苦咽干胸痛胁痞呕吐泄利

温疫二日，阳明经热不解，三日则入少阳之经。少阳以相火主令，足少阳以甲木而化气于相火，伤寒之口苦咽干而目眩者，皆相火之上炎也。其经自头下项，行身之侧。热病之胸胁痛而耳聋者，皆胆木之逆行也。少阳在二阳之里，三阴之表，阴盛则传太阴之脏，阳盛则传阳明之腑，少阳者，入腑入脏之门户也。温疫营郁热盛，火旺木枯，但传胃腑而为热，不入脾脏而为寒。传胃则木邪逼土，腑气郁遏，而生吐利。是宜清散经邪，杜其入腑之路也。

柴芩栝蒌芍药汤

柴胡三钱　黄芩三钱　半夏三钱　甘草二钱，生　生姜三钱　大枣三枚，劈　芍药三钱　栝蒌根三钱

流水煎大半杯，热服，覆衣，饮热粥，取微汗。

治少阳经温疫，目眩耳聋，口苦咽干，胸痛胁痞者。

大柴胡加元参地黄汤

柴胡三钱　黄芩三钱　半夏三钱　芍药三钱　枳实三钱　大黄三钱　生姜三钱　大枣三枚　元参三钱　地黄三钱

流水煎大半杯，温服。

治少阳经温疫，传阳明胃腑，呕吐泄利者。

〉〉 三阳传胃

温病三阳经病，营郁热盛，势必内传胃腑。而胃阳素旺，燥热感发，经腑同气，表里俱病。腑热内遏，而脏阴消烁，过经不解，则脏腑郁蒸，而人死矣。

温疫所最忌者，营热不能外泄。其不外泄之由，全以卫盛而营衰，脾阴虚而胃阳旺也。若脾阴不衰，胃阳虽旺，六经既遍，邪欲内传，而脏气捍格，热无内陷之隙，则蒸泄皮毛，发为斑点，而病解焉。温疫之斑发而不死者，脏阴充足，外御经邪而热不内陷也。若一入胃腑，腑阳日盛，则脏阴日枯，不得不用泻法。缓则泻于经尽之后，急则泻于经尽之前。腑热一清，则经热外达，而红斑发矣。

〉〉 太阴经证

腹满嗌干

太阴以湿土主令，其经自足走胸，行身之前，温疫营郁热盛，三阴之经，化气于三阳，故病传太阴，则腹满而嗌干。阳明之燥气太亢，则营热内蒸，而殒性命，太阴之湿气不枯，则营热外达，而生斑点。温疫所最惧者，湿衰而燥胜也。太阴经病，脾阴足以济胃阳，则营热不至于内蒸，自然发越于皮毛矣。

浮萍地黄汤

浮萍三钱　生地三钱　丹皮三钱　芍药三钱　甘草二钱　生姜三钱　大枣三枚

流水煎大半杯，热服。

治温疫太阴经证，腹满嗌干者。

》少阴经证

口燥舌干

少阴以癸水而化君火，其经自足走腰，行身之后。温疫发于春夏相火得令之时，火胜水衰，故口燥舌干而渴。丁火太亢，则营郁而内焚，癸水不枯，则斑生而热退。温疫之所最惧者，水败而火胜也。少阴经病，肾水可以支相火，则营热不至于内焚，自然宣泄于孔窍也。

浮萍天冬汤

浮萍三钱　天冬三钱　生地三钱　元参三钱　丹皮三钱　生姜三钱　栝蒌根三钱

流水煎大半杯，温服。

治温疫少阴经证，口燥舌干而渴者。

》厥阴经证

烦满发斑

厥阴以风木主令，其经自足走胸，行身之侧，循阴器而络肝，故烦满而囊缩。厥阴肝木，司营血而胎君火，温疫之病，受在营血，则传至厥阴，邪热斯甚。若木荣血畅，经脏润泽，营热不能内传，六经既遍，别无去路，则郁极而发，蒸泄皮毛，而见红斑。若营气虚弱，不能遽发，过时斑见，而色带紫黑，则多至不救。以其经热郁蒸，后期而发，营血伤败，失其华鲜也。是宜清解凉血，使其营热发达，此治厥阴温疫之定法也。

浮萍当归汤

浮萍三钱　当归三钱　生地三钱　丹皮三钱　芍药三钱　甘草三钱，生　生姜三钱

流水煎大半杯，热服。

治温疫厥阴经证，烦满发斑。

›› 六经治法

温疫营郁血热，六日而至厥阴。六经既尽，阴气续复，血热外达，应见红斑，斑生则热退而病解矣。红斑之后，继以白斑。红斑者，营血之外发，白斑者，卫气之外泄。

寒疫营闭而卫郁，温疫卫闭而营郁，营开而卫泄则为汗，卫开而营发则为疹。小儿寒疫，皮肤致密，不得汗泄，则卫气升腾，冲突皮肤而为痘，温疫则大人小儿皆生疹点，无有异也。

温疫之感，全在少阳厥阴两经。厥阴职司营血，而营中之伏热，则少阳之相火，而非但乙木所胎之君火也。若未满六日，而表证已解，血热未深，止是汗出，尚无红斑也。六日而传厥阴，血热已深，是以表解而斑红。若六日之外，过时而后斑发，营血郁蒸，红转而紫，紫变而黑，则十不救一。

治法：六日之内，总宜透发肌表，以泻血热，至六日经尽之后，表药更当急进，刻不可缓也。血热不泄，立致殒亡，即泄之

不透，隐见于皮肤之间，亦生风癫之疾，非细故也。

》 停水不消

温疫固无入脏生寒之证，然亦不皆入腑而生内热。其脏不寒而腑不热，而经热燔蒸，木火枯燥，烦渴饮冷，不能禁止。水积胃腑，停蓄不消，于是腹胁胀满，小便不利，以土湿木郁，疏泄之令不行也。

凡腑阳非旺，而病温疫，无有不停水之证。此在伤寒，便是三阴四逆、真武诸病，以温疫经热胜其脏寒，故内寒不作。然至积水不消，则脏阴较甚于腑阳矣。

其表证未解，当以猪苓汤加浮萍，表里双解之。表解而斑发，则但以猪苓泻其积水也。

猪苓汤

猪苓三钱　茯苓三钱　泽泻三钱　滑石三钱，研　阿胶三钱，炒，研

流水煎大半杯，入阿胶，消化，温服。

》 寒疫由来

寒疫之证，寒热无汗，得之于寒。其年金水不能敛藏，则人气应之，多病寒疫，以孔窍开而寒气闭之也。

金水收藏，因乎阳气之右降。盖纯阳之位，而一阴已生，阴生必降，降则清凉而化燥金，积凉成寒，是为寒水。凉则收而寒则藏，阳气封蛰于九地之下，皮毛秘密而不开，故弗伤于寒。金水不能敛藏，则阳气上郁，而生外热。腠理发泄，皮毛不闭，是以易伤于寒。

天人同气，天地之金水不能敛藏，人物应之，而病寒疫，故多病于秋冬。其病于秋者，伤在庚金，病于冬者，伤在壬水也。

》》表里同异

寒疫有传经之证，传经者，前三日则在三阳，后三日则在三阴。

六日六经，人所同也，亦凡盖纯所同也，有传腑传脏之证。传腑者，不拘何日，阳盛则内传，阴盛者，不入于腑；传脏者，不拘何日，阴盛则内传，阳盛者，不入于脏。人所不同也，亦凡感病所不同也。盖温病原有内热，必传脏腑，不论传腑传脏，皆是热证。伤寒原无内热，阳旺而后传腑，阴旺而后传脏，入腑则为热，入脏则为寒。温疫亦无内热，然营郁热盛，阳旺之家，则有入腑之热，阴旺之家，亦无入脏之寒。寒疫亦无内热，亦无内寒，不必定入于腑，不必定入于脏。但人不皆阳盛，不皆阴盛，不皆阳虚，不皆阴虚，故或入于腑，或入于脏，或不入腑，或不入脏。人各不同，法与伤寒无殊，但疫感天气之非正，淫泆缠绵，较之伤寒，颇难驱逐。而其入脏入腑，亦半关岁气之偏，不尽由人气也。

》》表解寒散

寒性闭涩，血性发扬，发扬则窍开，闭涩则窍阖。平人之气，营阴在内，卫阳在外，寒伤营血，闭其皮毛，卫气陷于营阴之内，营阴闭藏，则生表寒。其阳盛者，三阴脏气从阳而化热，其阴盛者，三阳经气从阴而化寒。阳盛则卫气外发而汗出，阴盛则卫气内陷而人亡。故寒疫之病，阳盛而外热者吉，阴盛而内寒者凶。缘其病愈，必须汗出，而其汗出，全赖阳旺。使其里气平和，则但可解表，勿轻用硝黄误下，以陷其卫阳也。若其里阳素盛，而表寒不解，以致里热郁发，则兼清里热，以解表寒。若里阳素虚，卫气郁沦，不能外发，但用表药，犹难汗解，再事寒攻，则卫阳愈陷，祸变遂生。如其里阴郁动，寒湿淫滋，当速用温燥，以回阳气。稍用泻下之剂，则人随药毙，不可活矣。

》阳衰卫陷

寒疫之病，在于气分。寒本伤营，营伤而束其卫气，是以病在气分。肺藏卫气，而阳明为化气之原。胃以阳土而含阴气，胃阴一降，则清凉而化肺金。寒疫之病，非第在肺，而实连于阳明。胃阳不虚，足以发越其卫气，则卫郁外达而毛理泄。阳明胃腑，从燥金化气，阳衰传脏，燥化为湿，阴旺而生里寒，则卫气内陷而不外达。寒疫之死，死于胃阳之虚，水土湿寒，而卫郁不能达也。

》传经大凡

寒疫传经，亦与伤寒相同，一日太阳，二日阳明，三日少阳，四日太阴，五日少阴，六日厥阴。阳性热而阴性寒，里热非盛，不入阳明之腑，内寒非盛，不入太阴之脏。始终在表，未尝内陷，六日经尽，则邪退正复，汗出而愈矣。

其卫盛而感轻者，皮毛易泄，则先期而汗解。其卫虚而感重者，腠理难开，则过期而汗解。其卫弱郁深，不能遽发，往往振栗战摇，而后汗出。

寒战者，少阳之证，寒战而不能发热者，相火之虚，发热而不能汗出者，表寒之盛也。少阳为阴阳之枢，寒极则入于太阴，热极则入于阳明，故阴阳偏胜而内传脏腑，多由少阳而入。入于脏腑，则解无定期而动致危亡，不可不慎也。

〉〉 阳旺传腑

腑阳素盛而经气郁遏，则里热感发而传胃腑。腑阳长则脏阴消，凡人之病，阳长则安，阴长则危，伤寒三阳之少死者，因于阳长而阴消也。病传胃腑，阳气日长，自是吉事，但阳不可亢，亢则阴亡而寓死机。胃土燥热，攻下失期，阴精枯槁，亦成死证。是以入腑虽吉，不如在经之有吉而无凶也。

〉〉 阴盛传脏

脏阴素旺而经气闭束，则内寒郁动而传脾脏。脏阴进则腑阳退，凡人之疾，阳进则安，阴进则危，伤寒三阴之多死者，以其阴进而阳退也。病传脾脏，阴气日进，最是险事，盖阴不可胜，胜则阳败而无生望。脾土湿寒，温补后时，阳气消灭，则成死证。是以入脏则险，不如在腑之夷多而险少也。

〉〉 太阳经证

头痛恶寒

太阳之经，外在皮毛，实为六经之长。肺藏卫气，肝藏营血，而总统于太阳。寒伤营血，裹束卫气，不得外发，故闭藏而生表寒。其经自头下项，行身之背，经气上壅，故头项痛而腰脊强。肺主卫气而开窍于鼻，卫气遏闭，不能外泄，故逆行鼻窍而生嚏嚏。卫气逆行，不得下降，故胸膈郁闷而发喘促也。

紫苏汤

苏叶三钱　桂枝三钱　杏仁三钱，泡　甘草二钱，炙
流水煎大半杯，热服，覆衣，取汗。

治一日太阳寒疫，头痛，发热，恶寒者。

寒疫得之伤寒，亦是麻黄汤证，但不尽见于冰雪之天，非皆纯寒，未必咸宜麻黄辛温，故以桂枝泻营血之郁，苏叶、杏仁泻卫气之郁也。

血升鼻衄

太阳经病不解，卫郁莫泄，升逼营阴，则见衄证。以肺主卫气，开窍于鼻，卫阳遏闭，不得外达，经脉莫容，上寻出路，冲其营血，是以上溢。血衄则卫郁发泻，亦同汗解，但营血流漓，不无耗丧耳。

阳明伤寒，脉浮发热，口干鼻燥，能食者，则衄。方在太阳阳明，于其脉浮发热，口干鼻燥之时，早以紫苏石膏地黄汤泻卫郁而凉血热，则血不上流矣。

紫苏石膏地黄汤

苏叶三钱　桂枝三钱　杏仁三钱　甘草三钱，炙　石膏三钱，生，研　生地三钱　麦冬三钱　丹皮三钱　生姜三钱，切　大枣三枚，劈

流水煎大半杯，热服，覆衣，取汗。

治寒疫太阳经病不解，血升鼻衄者。

水气内停

太阳膀胱，寒水之经，太阳经病，阳虚之人，多有水气停瘀之证。或原无积水，而渴燥饮冷，蓄而不消。水气阻格，肺胃上逆，则眩晕而呕咳，肝脾下陷，则淋涩而泄利。外寒未解而里水又动，久而火败土崩，则入三阴之脏，是宜外发表邪而内驱寒水也。

苏桂姜辛汤

苏叶三钱　桂枝三钱　甘草二钱　半夏三钱，炮　细辛一钱
干姜二钱　五味子一钱

流水煎大半杯，热服，覆衣。若下利，加赤石脂一钱。若渴
者，去半夏，加栝蒌根三钱。若小便不利，加茯苓三钱。若喘
者，加杏仁三钱。若噎者，加附子三钱。

烦躁发渴

病在太阳，未应烦渴，设见烦渴，便是将入阳明之腑，以阳
明燥气，因表郁而内发也。若表证已解，用白虎加元麦汤，清燥
而生津，气虚者，加人参以益气，以汗后阳虚，恐其渴止而阳
亡也。

白虎加元麦汤

石膏三钱　知母三钱　甘草二钱　粳米一杯　元参三钱　麦冬
五钱，去心

流水煎至米熟，取大半杯，热服。

治寒疫太阳经罢，烦躁发渴者。

人参白虎加元麦汤

石膏三钱　知母三钱　甘草二钱　粳米一杯　人参三钱　元参
三钱　麦冬五钱

流水煎至米熟，取大半杯，热服。

治寒疫太阳经罢，气虚烦渴者。

寒疫之病，脏腑易生湿寒，燥热者少，然白虎证亦恒有之，
此法不可废也。表证未解，加紫苏三钱。

›› 阳明经证

呕吐泄利

阳明之经，在肌肉之分，皮毛之内，太阳表寒未解，以次相传，则及阳明。其经挟口环鼻，行身之前，经气上壅，故鼻干口燥而胸满。阳明从燥金化气，太阴以湿土主令，燥盛则传腑而生热，湿盛则入脏而生寒。卫气之外发而汗解，全恃乎胃阳盛而燥气长也。

胃者，水谷之腑，一传阳明，必见呕吐。以少阳胆木，本从胃土下行，阳明经病，不能顺降，则胆木上逆而克胃土。胃气壅遏，失其容受之量，水谷在中脘以上者则为呕吐，在中脘以下者则为泄利，呕多则胃病，利多则脾病也。

紫苏葛根升麻汤

苏叶三钱　葛根三钱　桂枝三钱　芍药三钱　甘草二钱　升麻二钱

流水煎大半杯，温服。

治寒疫阳明经泄利者。

紫苏葛根半夏汤

苏叶三钱　葛根三钱　桂枝三钱　芍药三钱　半夏三钱　生姜三钱　甘草二钱

流水煎大半杯，热服。

治寒疫阳明经呕吐者。

干燥发渴

阳明经病，而见燥渴，便是将入胃腑，用白虎加麦冬、元参，清肺金而润燥。气虚者，酌加人参。

盖病入阳明，燥气必作。燥必先见于庚金而后见于戊土，以燥乃庚金之令气而戊土之化气也。戊土之燥在腹，庚金之燥在胸。胸者，辛金之位，辛金本化气于湿土，阳明旺则辛金不化己土之湿而化庚金之燥，是以燥见于胸。大肠者，庚金之腑，胸燥则肠燥可知矣。

›› 阳明腑证

潮热汗出谵语腹满便秘

三阳以阳明为盛，经热不解，转入胃腑，阳郁火旺，必作潮热。每日申酉之交，烦热倍加，如海水潮信，是名潮热。热蒸皮毛，汗出表解，津亡土燥，糟粕焦枯，不俟入肠，炼成结粪，堵塞下脘。胃热郁遏，上耗心液，于是谵语。胃气闭壅，于是腹满。迟而伤及三阴，脾阴烁则唇裂，肾阴枯则耳焦，肝阴涸则舌短，阴精竭流，则人死矣。是宜以承气加元参、麦冬、白蜜，泻其热而润其燥，虽用攻下，而不至亡阴也。

调胃承气加麦冬元参汤

大黄三钱　芒硝三钱　甘草二钱　麦冬五钱　元参三钱　白蜜一杯

流水煎大半杯，入白蜜，热服。

小承气加麦冬元参汤

大黄四钱　厚朴三钱　枳实三钱，炒　麦冬五钱　元参三钱白蜜一杯

流水煎大半杯，入白蜜，热服。

大承气加麦冬元参汤

大黄三钱　芒硝三钱　枳实三钱　厚朴三钱　麦冬八钱　元参三钱　白蜜一杯

流水煎大半杯，入白蜜，热服。

》少阳经证

口苦咽干目眩耳聋胸痛胁痞寒热往来

少阳甲木，从相火化气，病则行其火令。其经起锐眦，上络于耳，下颈而合缺盆，行两胁而走足。经气逆升，滞塞胸胁，相火燔腾，是以口苦咽干，目眩耳聋，胸痛而胁痞也。位居阳明之里，太阴之表，太阴主营，阳明主卫。营阴外束，卫气欲出而不能，鼓勃振动，则为寒战。卫气透发，则汗出。凡将汗而战摇者，卫弱不能遽发也。卫阳内发，营气欲出而不得，蓄积壅遏，则为发热。营气透发，则热退。凡发热而无汗者，营郁不能外达也。营卫交争，迭为胜复，是以寒往而热来，寒来而热往。相争之久，胜负遂分，寒胜则入于太阴，热胜则入于阳明。入于太阴，则阳负而多危，入于阳明，则阴尽而亦凶。其于寒热往来时，以小柴胡双解表里之邪。柴胡、黄芩，清泻半表之阳，人参、甘草，温补半里之阴，则无偏阴偏阳，内传脏腑之患矣。

小柴胡汤

柴胡四钱　黄芩三钱　半夏三钱　人参二钱　甘草二钱　生姜三钱　大枣三枚

流水煎大半杯，热服，覆衣。

呕吐泄利

少阳经气，随阳明戊土下降，寒邪外束，甲木郁塞，不能顺降，逆侵戊土，戊土被贼，遂与少阳之经，痞结胸胁。凡心胸痞塞，胁肋硬满之证，皆少阳阳明两经之上逆也。胃主受盛，戊土贼于甲木，腑气郁遏，不能容纳水谷，故吐利并作。木贼土负，中气被伤，阴虚则入阳明之腑，阳虚则入太阴之脏。方其木邪肆虐之时，下见泄利，则以黄芩汤清其相火，上见呕吐，则以黄芩半夏生姜汤降其逆气。其半在少阳之经，半入阳明之腑，则以大柴胡汤双解经腑之邪。其半在少阳之经，半入太阴之脏，而下见泄利，则以柴胡桂枝干姜汤温其湿土，上见呕吐，则以柴胡桂姜半夏汤降其逆气也。

黄芩汤

黄芩三钱　芍药三钱　甘草二钱　大枣三枚

流水煎大半杯，热服。

治寒疫少阳经胸胁痞满泄利者。

黄芩半夏生姜汤

黄芩三钱　芍药三钱　甘草二钱　大枣三枚　半夏三钱　生姜三钱

流水煎大半杯，热服。

治寒疫少阳经胸胁痞满呕吐者。

大柴胡汤

柴胡三钱　黄芩三钱　半夏三钱　大枣三枚　芍药三钱　枳实三钱　大黄三钱　生姜三钱

流水煎大半杯，热服。

治少阳经传阳明腑，胸胁痞满，呕吐泄利者。

柴胡桂枝干姜汤

柴胡三钱　黄芩三钱　甘草二钱　桂枝二钱　干姜三钱　牡蛎三钱　栝蒌三钱

流水煎大半杯，热服。

治少阳经传太阴脏，胸胁痞满，泄利者。

柴胡桂姜半夏汤

柴胡三钱　黄芩三钱　干姜三钱　桂枝二钱　牡蛎三钱　栝蒌三钱　半夏三钱　生姜三钱

流水煎大半杯，温服。

治少阳经传太阴脏，胸胁痞满，呕吐者。

寒疫之少阳与伤寒之少阳，病同而法亦不殊。凡见少阳诸证，非内传于腑，即内传于脏。内连脏腑，而后少阳经证日久不罢，方宜小柴胡汤增减治之。若不连脏腑，而但经络外病，则是三日少阳之证，总以太阳为主，第宜紫苏汤发表，无事大小柴胡汤也。

›› 太阴经证

痛满吐利

寒疫传经，四日而至太阴。脾阴非旺，终不入脏，脾阴一旺，则不拘何日，皆可内传。太阴以湿土主令，表郁湿动，故病传脾脏。土湿则中气不运，伤寒太阴痛满吐利之证俱起。卫气郁陷，皆因于此。当补火燥湿，以回脾阳，则卫气发宣而不陷没矣。

苓桂参甘厚朴汤

人参三钱　甘草二钱　干姜三钱　茯苓三钱　桂枝三钱　厚朴三钱

流水煎大半杯，温服。

治寒疫太阴腹满者。

苓桂参甘椒附汤

人参三钱　甘草三钱　桂枝三钱　茯苓三钱　蜀椒三钱，去目　附子三钱，炮　芍药三钱　粳米半杯

流水煎大半杯，温服。

治寒疫太阴腹痛者。

参甘姜苓半夏汤

人参三钱　甘草二钱　茯苓三钱　干姜三钱　半夏三钱　生姜三钱

流水煎大半杯，温服。

治寒疫太阴呕吐者。

茯苓四逆加石脂汤

人参三钱　甘草二钱　干姜三钱　茯苓三钱　附子三钱　石脂三钱，生，研

流水煎大半杯，温服。

治寒疫太阴泄利者。

》少阴经证

厥逆吐泄

寒疫传经，五日而至少阴。肾阴非旺，终不入脏，肾阴一

38

旺，则不拘何日，皆可内传。少阴以癸水而化君火，病则水旺而火衰，以水能胜火而火不胜水，自然之势也。表郁寒作，故病传肾脏。水寒则侮土灭火，伤寒少阴厥逆吐泄之证俱起。卫气陷败，全由于此。当补火泻水，以回肾阳，则卫气发达而不陷亡矣。

茯苓四逆加半夏汤

人参三钱　茯苓六钱　甘草三钱　干姜三钱　附子三钱　半夏三钱

流水煎大半杯，温服。

呕吐与泄利并见，加石脂，但见泄利，用茯苓四逆加石脂汤。（方在太阴）四肢厥冷，踡卧恶寒，而不吐泄，但用茯苓四逆汤治之。

〉 厥阴经证

厥逆发热消渴吐泄

寒疫传经，六日而至厥阴。肝阴非旺，终不入脏，肝阴一旺，则不拘何日，皆可内传。厥阴以风木主令，下为肾水之子，上为君火之母，病则水火不交，下寒上热。水胜则厥生，火复则热发，厥而阳绝则死，热而阳回则苏。

寒疫之在少阴，但有厥逆，一传厥阴，厥逆之极，多见发热。其厥逆者，母气也，其发热者，子气也。厥为死机，热为生兆，厥热胜复之际，不可不察也。

风木之性，疏泄而枯燥，土湿水寒，木郁风动，肠窍疏泄，则为泄利，肺津枯燥，则为消渴。风木者，脾土之贼，其死者，死于水旺而土负，其生者，生于火旺而土胜。厥阴之泄利消渴日甚不已者，水胜而火息，土败而木贼也。

暖水以荣木，补火以生土，厥阴之法，不外此矣。

茯苓参甘姜附归脂汤

人参三钱　甘草二钱　茯苓三钱　桂枝三钱　干姜三钱　附子三钱　当归三钱　赤石脂三钱

流水煎大半杯，温服。

治寒疫厥阴厥逆泄利者。

参甘归芍麦冬栝蒌汤

人参三钱　甘草三钱，生　当归三钱　芍药三钱　麦冬三钱栝蒌根三钱

流水煎大半杯，热服。

治寒疫厥阴发热消渴者。

》三阴治法

伤寒三阴之病，皆三阴脏证而非经证。经证者，四日太阴，五日少阴，六日厥阴，但在三阴之经，不入三阴之脏。法以太阳为主，不论何日，总是麻黄汤证，不必另立三阴之门也。仲景三阴诸法，原为三阴脏病而设。寒疫亦然，其但在三阴之经，总是紫苏汤证，以其离经而入脏，不得不另立专法也。

其传经而不传脏者，六日经尽，自能汗解。缘里阳不虚，卫无内陷之由，正复邪衰，自然外发。凡过期缠绵不得汗解者，皆阴盛而入脏。阳盛入腑，则潮热汗出而不解，阴盛入脏，则厥冷无汗而不解。寒疫入腑者少，入脏者多。温疫之死，死于阳旺而入腑，寒疫之死，死于阴旺而入脏。

小儿痘病，即大人之寒疫。其阳虚卫陷，痘疮痒塌而死者，

皆阴盛而入脏也。

　　寒疫之感，受在太阳少阴两经。寒水之气旺，感于太阳之经，则传于少阴之脏。少阴主水，五脏之阴，莫盛于少阴，太阴厥阴之病，悉因少阴之水旺，泻癸水而益丁火，三阴之通法也。

四圣悬枢卷三

痘病解第三

小儿痘病，即大人寒疫。寒伤营血，营闭而卫郁，卫气外发则生，内陷则死。非解仲景《伤寒》，不知寒疫，非解寒疫，不知痘病。但以先圣无言，古经阙载，后世庸工，未烛厥理，涉水迷津，凿山罔道，灵关弗启，玄钥难开。篇章累架，悉凭虚公子之言，著作连箱，皆乌有先生之论。致令孩提不禄，襁负夭亡，方出人关，已登鬼录，纵使昔之寿民，且为今之殇子。痛此亿万婴童，横罹冤酷。怛然悲惋，心折骨惊，作痘病解。

》痘病根原

痘病者，寒疫之伤营血也。此因木火发泄，营阴不敛，是以寒侵于血分。寒伤大人，则为寒疫，小儿则为痘证，其病一也。而证则异焉。

气统于肺，血藏于肝，肺气清凉而降敛，肝血温暖而升发，自然之性也。血性宣扬，而寒性闭涩，寒伤营血，闭其皮毛，营愈闭而愈欲发。发而不透，外束卫气，故卫郁而为热。六日经尽，卫气郁隆，发于汗孔，形同豆粒，是以名痘。小儿寒水蛰藏，相火未泄，皮毛之密，异于大人，故感冒寒疫，卫郁而痘发。痘粒圆满，卫郁散布，则热退而病除矣。

42

小儿未尝不感伤寒，而未始病痘，至寒疫之邪，缠绵固涩，最难解散，小儿肌肤致密，感之则痘生焉。

岭南塞北，不见此病。地暖则孔窍不闭，地寒则皮毛不开，故感而不伤也。

›› 痘病消长

小儿寒疫传经，亦同大人，一日太阳，二日阳明，三日少阳，四日太阴，五日少阴，六日厥阴。六经俱尽，卫气外发，而生痘粒。一经之郁散，则一经之病解。七日太阳病衰，八日阳明病衰，九日少阳病衰，十日太阴病衰，十一日少阴病衰，十二日厥阴病衰，卫气尽达，而痘愈矣。

阳盛者，经阳司气而热郁于外，阴盛者，脏阴当权而寒郁于内。阳盛则红白而起发，阴盛则紫黑而塌陷，以阳长而阴藏，其性然也。起发则生，塌陷则死，故阴不可长而阳不可消。阳莫盛于阳明，阴莫盛于少阴，阳盛则阳明之经病也，阴盛则少阴之脏病也。脏阴太盛，寒及于经，而络中之阳亦消，经阳太盛，热连于腑，而脏中之阴亦耗。脏寒则宜温补，而腑热不可寒泻，补则卫发而痘长，泻恐卫陷而痘消。明于消长之理，崇阳明而黜少阴，痘家不易之法也。仲景《伤寒》少阴之篇：少阴负跗阳者，为顺也，（跗阳，胃脉）实痘病之玉策金绳也。

›› 热吉寒凶

痘发于阳盛而外热，陷于阴盛而内寒，是以感病之时，热甚者吉，热微者凶。

发热三日，三阳之盛也。发热二日，则太阳之阳虚，故一日不热。发热一日，则阳明之阳虚，故二日不热。阳虚则卫郁不发，即暂时略发，而究不茂长，终必塌陷。一入三阴之脏，热退寒生，死不可医矣。

阳贵阴贱，凡病皆然，至于痘家，尤为甚焉。（阴贵之证，除温病、温疫、伤寒阳明实证外，他未尝有也）是以三阳之经热，痘家之生途，而一见少阴之寒来，即寓死机，恐其寒来而热不继发也。三阴之脏寒，痘家之死路，而一见厥阴之热发，即为佳兆，喜其热发而寒不再来也。其阳复而热过者，疳蚀痈溃，不无后患，然既已出死路而登生途，纵治法乖违，未免损伤，究为肢体残缺之人，犹胜作官骸周全之鬼也。

》抑阴扶阳

痘家自始至终，全赖阳旺。阳减一分，则其异时发达收结，必有一分欠缺。其甚则红紫凹塌，而卫气不升。其次则灰色平陷，而卫气不长。其次则泡壳空虚，而卫气不充。其次则皮肤脆嫩，而卫气不敛。卫有不到之处，即人有危亡之忧，纵毫无欠缺，痂退病除，而瘢色老嫩，犹关性命。

黑者上吉，红者无虑，白者终凶。黑者，阳旺而热盛也，红者，阳平而热调也，白者，阳虚而热败也。

凡见诸证，当竭力扶阳，以挽末路。惟烦热频作，痘色枯焦，此少阳相火之旺，厥阴风木之郁。缘木司营血而主色泽，血虚不能华色，而风木消烁，愈失光润，故见枯焦。宜以柴胡、黄芩、地黄、芍药，泻相火而滋风木。

肌肤白华，原非下证，痘家误服硝黄而反起发丰润者，正是此种。此是误用而误效，虽能奏效，究竟是误。庸工见其偶效，以为痘有下证，死有余辜者也。

›› 太阳经证

头痛腰痛发热恶寒嗽喘嚏喷

太阳在六经之外，皮毛之分，次则阳明，次则少阳，次则太阴，次则少阴，次则厥阴，近于骨矣。卫司于肺，营司于肝，营行脉中，卫行脉外，而总统于太阳。

寒自外感，而伤营血，故太阳先病。寒性闭涩，窍开寒入，闭其皮毛，血不得泄，是以伤营，阴内阳外，气之常也。寒伤营血，皮毛闭塞，营阴欲泄，肤无透窍，外乘阳位，束其卫气。卫气内郁，则遏闭而为热，营血外束，则收藏而为寒，阴阳易位，彼此缠迫，故发热而恶寒也。太阳之经，自头下项，行身之后，经气迫束，故头项、腰脊、骨节俱痛也。皮毛外阖，肺气壅遏，逆行上窍，泄之不及，故嗽嚏喘促也。营血遏郁，木气不畅，肝木不升，则振撼而为悸，胆木勿降，则悬虚而为惊也。足少阳行于身后，手厥阴行于中指，少阳之相火上逆，故耳后筋红，厥阴之相火下陷，（手厥阴亦为相火）故中指节冷也。

营为寒侵，束闭卫气，卫气不达，郁而生热，是营伤而卫病也。宜紫苏汤，苏叶发其皮毛，杏仁利其肺气，桂枝通经而行营血，甘草培土而补中气。使寒随汗散，营开而卫泄，则不生痘病矣。

紫苏汤

苏叶三钱　桂枝一钱　杏仁二钱，泡　甘草一钱，炙

流水煎半杯，热服，覆衣，取汗。

治小儿寒疫太阳经证，而未成痘者。

冬月寒盛，须以麻黄发之。

》阴阳盛衰

太阳一经，三阳三阴之纲领也，阳盛则外传三阳之经，阴盛则内传三阴之脏。阳盛者，三阳当令，经热外发，则脏阴退避，而内寒不生，阴盛者，三阴司权，脏寒内动，则经阳败没，而外热不作。阳盛则善长，故红肿而外发，阴盛则善藏，故黑塌而内陷。外发则卫气升达而人生，内陷则卫气沦亡而人死。阳盛者顺，阴盛者逆，自然之理也。究之病在太阳，不早解表寒，其内传六经，卫郁痘发，已为顺中之逆。若于痘形未见之先，早以表药解之，令其寒散卫泄，痘粒不生，是为顺中之顺也。

庸工谬妄，以为脏腑之毒，不知解表，而又以寒泻，败其胃气，小儿夭枉，千载奇冤。此辈穰穰，何可胜诛也。

》停水不消

太阳膀胱、职司水道，阳衰土湿之家，水不归壑，乘表寒外闭，里水郁发，逆行阳位，客居心下。或原无停水，而渴饮茶汤，蓄积不化。水气阻格，肺胃不降，多生呕哕咳喘之证，肝脾不升，多有泄利淋涩之条。水旺则火土双败，异日黑陷之基，实伏于此。是宜表里双解之苏桂姜辛汤，苏叶泻其卫气，桂枝行其营血，甘草培土，芍药泻木，半夏、细辛、干姜、五味，降冲逆而止咳呕。里气调而表郁宣，积水化汗，泄于皮毛矣。

苏桂姜辛汤

苏叶三钱　桂枝一钱　甘草一钱　芍药一钱　半夏二钱，洗
细辛一钱　干姜一钱　五味一钱

流水煎半杯，热服，覆衣。

治太阳经证痘未发，而有水气停阻者。

若下利，加赤石脂一钱。若渴者，去半夏，加栝蒌根二钱。若小便不利，加茯苓二钱。若喘者，加杏仁一钱。若噫者，加附子一钱。

烦渴发热

太阳未传阳明，不作烦渴，内连阳明，卫郁发热，而外泄无路，烦渴乃生。以胃腑燥气，因表郁而里应也。此在大人，或有表解而病此者，小儿不得汗泄，必连表证。宜白虎加元麦紫苏汤，清金而发表。气虚者，加人参以益气，防其渴止阳亡而卫气虚败也。

白虎加元麦紫苏汤

石膏二钱，生　知母一钱　甘草一钱　粳米半杯　元参一钱
麦冬三钱，去心　紫苏三钱

流水煎至米熟，取半杯，热服，覆衣。

治太阳经证未解，而见烦渴者。

人参白虎加元麦紫苏汤

石膏一钱　知母一钱　甘草一钱　粳米半杯　人参一钱　元参一钱　麦冬三钱　紫苏三钱

流水煎至米熟，取大半杯，热服，覆衣。

治证同前，而气虚者。

寒疫之证，脏腑亦生湿寒，燥热者颇少。小儿相火未泄，阳旺之人，多有此证，白虎法不可不备也。

血升鼻衄

太阳未传阳明，卫郁非盛，尚无衄证，一传阳明，卫气郁

遏，经络勿容，逆循鼻窍，冲逼营血，则见衄证。衄则卫郁升泄，痘可不生。然衄解较之汗解，损伤颇重，且恐卫郁不尽发泄，而衄后阳虚，痘不茂长，则反坏大事。于其脉浮发热，鼻燥口干，卫郁欲衄之时，以紫苏石膏地黄汤泻卫郁而凉血蒸，表解汗泄，则衄证免矣。

紫苏石膏地黄汤

苏叶三钱　桂枝一钱　杏仁一钱　甘草一钱　石膏一钱　生地一钱　麦冬三钱　丹皮一钱　生姜一钱　大枣一枚

流水煎半杯，热服，覆衣。

治太阳将传阳明，脉浮发热，鼻燥口干，欲作衄证者。

》阳明经证

呕吐泄利

阳明之经，在肌肉之分，皮毛之内。太阳经病，以次相传，二日则及阳明。其经挟口环唇，行身之前，经气上壅，故鼻干口燥而胸满。胃者，水谷之府，一传阳明，必见吐泄。以少阳甲木，从阳明戊土下行，表寒束迫，阳明经气不能顺降，壅碍甲木下行之路，甲木郁遏，而贼戊土，胃腑被逼，失其容受之量，水谷在中脘以上者则为呕吐，在中脘以下者则为泄利。

呕利者。入腑入脏之先机也。阳明胃腑，从燥金化气，太阴脾脏，以湿土主令，阳盛则呕泄亡阴，入腑而生热，阴盛则吐利亡阳，入脏而生寒。

寒疫之病，大人卫泄而汗解，小儿卫发而痘生，全恃乎胃阳盛而燥气长也。于其呕泄方作之时，扶阳明而抑太阴，一定之法也。

紫苏葛根升麻汤

苏叶三钱　葛根二钱　桂枝一钱　芍药一钱　甘草一钱　升麻一钱

流水煎半杯，温服。

治阳明经泄利者。

紫苏葛根半夏汤

苏叶三钱　葛根三钱　桂枝一钱　芍药一钱　半夏二钱　生姜一钱　甘草一钱

流水煎半杯，温服。

治阳明经呕吐者。

发热出痘粒满痂生

小儿痘证，原于卫郁，卫阳极盛，而后外发。阳莫盛于阳明，表寒外束，阳气郁隆，是以发热。日传一经，而至少阳，三阳俱病，卫郁盛发，故发热三日，而见痘形。四日太阴，五日少阴，六日厥阴，正阳当令，六经俱周。三阳不消，三阴不长，卫气郁满，经脉莫容，既无内陷之窍，自当外寻出路，而发于汗孔。汗孔一开，卫气外泄则为汗。寒束窍闭，汗孔莫开，卫气升腾，冲突皮肤，穿隆起发，是以成痘。

痘者，卫郁外发，而不得汗泄者也。此在大人，经脉疏阔，而卫气虚损，六日之内，满而不实，经尽之后，又能汗解，故无痘证。小儿卫盛阳满，窍隧紧密，外感寒淫，肌表不泄，与大人同病，而证状悬绝，发为颗粒，此痘病之原由也。

卫气莫泄，发越丰隆。再三日而痘粒完满，再三日而卫郁透彻，痂生热化，病退而人安矣。

凡诸疮痏，血肉肿溃，脓成必泄。痘粒之肿，不关血肉，只是卫气冲腾，皮肤泡起。经阳升发，氤氲馁硬，影影如浆，其实非脓。经热外烁，皮肤焦结，痂落皮损，是以成麻。计其起落，十有二日，而后病愈。

大人病此，多愈于六七日之间者，六经既遍，邪退正复，自能汗解。小儿无汗，卫气不泄，是以再加六日，卫郁发尽，结为痘证，粒满痂生，而后病退。其卫盛者，六七八日经尽而即起，其卫虚者，十七八日三经周而后平也。

红白消长

痘病卫郁营内，外发则生，内陷则死，而其外发之权，全赖乎阳明之经。营生于太阴，卫化于阳明，肝藏血而脾乃生血之本，肺藏气而胃为化气之原也。

营内卫外，自然之位，寒伤表闭，卫气不得外行而反内郁，营血不得内守而反外束。卫气发于营血之内，是以痘粒初生，营血包裹，全是红色。太阴虚而阳明盛，则卫阳外发而营不得闭。方其初发，重围未透，营血朦胧，红不遽退。及其升发散越，透彻无郁，营阴退落，红线绕根，光圆白润，血色全消矣。卫统于肺而外司皮毛，卫虚则泡壳清薄，卫盛则泡壳苍厚。阳气醇浓，雾洒烟霏，游溢升腾，郁郁蔼蔼。卫气全升，经热尽泄于痘泡之内，郁消热化，壳硬皮焦，痂落疮平，初于经脏无伤也。太阴盛而阳明虚，则营阴外闭而郁不能发。纵竭力升发，而群阴障蔽，不得外达，血色迷蒙，久而莫消。卫气郁抑，势必内陷，卫陷则痘粒痒塌而命殒矣。

卫郁则红变而紫，卫陷则紫转而黑。庸愚见其红紫，以为血热毒深，而用凉解之剂，助其内陷。赤子夭殇，祸流千载，念之眦裂冠冲，辄欲死鞭其尸，生拔其舌！悠悠苍天，此恨何极也！

参芪丹桂红蓝汤

人参二钱　黄芪二钱　桂枝一钱　芍药一钱　甘草一钱　丹皮二钱　红花一钱

流水煎半杯，热服。

治色红过经不退者。

发紫变黑顶平根散

痘粒初生，营阴闭束，卫气冲发，红点外形。及至卫气盛发，突围而出，营血退缩，周外环绕，痘泡圆白，红根如线。其红根之紧细者，卫气之冲逼也，其白泡之丰圆者，营血之敛束也，此为营卫之俱盛。

营衰则红根散漫，敛束不紧，卫衰则白顶灰平，升发不快，营卫俱衰，则顶平而根散，不能圆紧也。其卫气更虚者，重围不透，血色终存。卫气怫郁，燥闷烦渴，则红变而紫。及其陷没，则紫变而黑。其极虚者，一郁遂陷，不作热烦，则红变而黑，紫不久驻。其红、其紫、其黑，皆阴盛阳虚，卫气不能外发也。

参芪桂麻汤

人参二钱　甘草一钱　黄芪三钱　桂枝一钱　升麻一钱

流水煎半杯，温服。

治顶平者。

参归芍药汤

人参一钱　甘草一钱　当归三钱　芍药三钱，醋炒

流水煎半杯，温服。

治根散者。

参芪蓝苏石膏汤

人参三钱　甘草一钱　黄芪三钱　石膏二钱　苏叶三钱　红花二钱　升麻一钱　丹皮一钱

流水煎半杯，温服。

治色紫而烦渴者。

如无烦渴，去石膏。

郁重粒多蒙头锁项抱鼻环唇肿消眼闭

痘病营闭卫郁，郁轻者稀，郁重者密。密之极者，卫郁不能尽发，危证也！此当用清补温散之剂，使卫旺表疏，阳郁尽发，不至死也。

蒙头锁项者，足三阳之不降也。手之三阳，自手走头，足之三阳，自头走足，而总由于项。阳根下弱，营阴闭束，经气不降，故头项偏多。太阳在后，阳明在前，少阳在侧，各有其部，而悉缘阳明之弱。阳明者，三阳之长，阳明不降，故太少二阳逆行而上也。抱鼻环唇者，阳明之不降也。手足阳明之经，挟鼻环唇，阳明不降，故环抱于口，亦以阳明之虚也。四肢秉气于脾胃，脾旺则气达手足之掌，胃旺则气达手足之背。足之三阴，皆随太阴而上升，足之三阳，皆随阳明而下降。太阴主营，阳明主卫，痘者卫气之郁发，则关乎阳明而不关乎太阴。卫气昼行于六阳，夜行于六阴，手足背外之痘，阳明之气也，手足掌内之痘，亦阳明之气也。阳明旺则发布于手足，阳明虚则上壅于头面。此当补阳明以壮卫气，使卫气四达，亦可生也。

其升发之时，郁重粒多，头面偏密者，肤肿眼合，自是常事。若肿消而眼闭者，即卫气之陷也。亦当补阳明以益卫，疏太阴以开营，使营散而卫发，万无一失也。

参芪姜苏石膏汤

人参二钱　甘草一钱　黄芪三钱　石膏一钱　大枣三枚　苏叶三钱　生姜一钱

流水煎半杯，温服。

治痘密者。

参甘苓夏汤

人参三钱　甘草二钱　茯苓三钱　半夏三钱

流水煎半杯，温服。

治痘抱鼻环唇者。

参芪麻桂红蓝汤

人参三钱　甘草一钱　黄芪三钱　桂枝一钱　丹皮一钱　红花一钱　升麻一钱

流水煎半杯，温服。

治肿消眼闭者。

›› 阳明腑证

潮热谵语腹痛便秘

痘粒外发，全赖阳明之旺，阳气太盛，则自阳明之经而入阳明之腑。寒疫阴盛而入脏者多，阳盛而入腑者少，痘病之死，皆由阴盛而阳陷也。阳盛入腑，万不一死，是为上吉。但腑燥便结，阳气过亢，亦当滋其肠胃，以救脏阴，不可轻用承气。伤寒表证未解，误服下药，陷其表阳，则生结胸心痞诸变，寒疫亦然。痘病卫气升达，最忌表阳内陷，承气之证，未易多见也。设其谵语潮热，腹痛便涩，恐其土燥阴亡，不得不泻，则以承气而加滋润之药下其糟粕，以泻胃热而不至伤其精气。自非然者，硝黄枳朴，寒泻脾胃之剂，不宜孟浪也。

盖大人寒疫，而传胃腑，胃阳郁发，毛理蒸泄，表寒尽解，全是内热。汗去土焦，燥粪堵塞，不用攻下，胃火燔蒸，无从渫越。恐三阴枯槁，精液消亡，故有缓攻之法，又有急下之条。小儿寒束表密，汗液未亡，金土燥热，不至如大人之甚。缓攻之疾，固宜详审，急下之病，更当斟酌。以承气之法，能亡阳盛之微阴，最泻阴盛之微阳。小儿一线生阳，甚易扑灭，而痘粒发达，专凭胃气，倘其一下而卫陷，则大事坏矣。

天地苁蓉汤

生地三钱　天冬二钱　甘草一钱，生　肉苁蓉三钱　麻仁二钱，炒，研　白蜜半杯　阿胶二钱，炒，研　当归二钱

流水煎一杯，分服。

治阳明腑证，胃燥便结，不必攻下者。

伤寒表寒未解，无服承气之法，服则表阳必陷，祸变即生。小儿痘病，以不得汗泄，故卫气郁冲，而发颗粒，无表解出痘之理。而痘粒升达，全恃卫气，卫气发越，专赖胃阳。一服下药，胃阳败泻，卫气必陷，窃谓痘病，必无服承气之法。设其胃燥便结，确有下证，用苁蓉滋润肠胃，以滑大便，不可辄用寒泻也。

小承气加生地苁蓉汤

大黄三钱　厚朴二钱，炒　枳实二钱，炒　肉苁蓉三钱　生地三钱　白蜜半杯

流水煎大半杯，分，热服。

调胃承气加生地苁蓉汤

大黄二钱　甘草一钱　芒硝二钱　肉苁蓉三钱　生地三钱　白蜜半杯

流水煎大半杯，分，热服。

大承气加生地苁蓉汤

大黄三钱　枳实二钱　芒硝二钱　肉苁蓉三钱　生地三钱　白蜜半杯　厚朴二钱

流水煎大半杯，分，热服。

痘病阳盛则吉，阴盛则凶，凡诸死证，皆由阴盛而卫陷，断无阳旺而人亡者。寒疫脏寒者多，腑热者少，即其阳旺入腑，而表寒未解，亦无服下药之法。余谓痘家纵有承气证，必不可服承气汤，存此承气三法，以备非常之变，非为寻常痘证设也。

乃有妖魔下鬼，无知造孽，妄作《琐言》、《正宗》诸书，以祸天下。群愚贸昧，醉梦习之，动以大剂硝黄毙人性命。天道神明，人不可以妄杀，此辈只可担粪，何敢业医！穷凶肆虐，罪大恶极，生无人诛，死逃鬼责，吾不信也！

》少阳经证

惊悸吐泄寒战发热

少阳之经，在筋脉之分，肌肉之内，阳明经病，以次相传，至三日及少阳。其经自目循耳，行身之侧，下颈而合缺盆，由胸而走胁肋。从相火化气，右降而归癸水。病则经气不降，逆克戊土，阳明壅塞，心胸满胀，愈阻少阳降路，遂与阳明之经痞结心胸胁肋之间，故有膈痛心痞之证。相火上炎，浊气升腾，故有口苦咽干，目眩耳聋之条。戊土困于甲木，胃腑逼窄，水谷莫容，故作吐泄。吐泄亡阴，则入阳明之腑，吐泄亡阳，则入太阴之脏。入脏入腑，里气郁满而表气壅碍，则有少阳诸证。若脏腑松畅，中气调和，但传少阳之经，诸证不作也。

少阳甲木，生于壬水而降于癸水，而其下行，则随戊上。戊土下降，而甲木从之，水土栽培，根本不摇，是以胆壮。阳明既病，两经俱逆，胆木虚飘，故生惊悸。位居阳明之里，太阴之表，太阴主营，阳明主卫，营阴外束，卫气欲出，鼓荡振摇，则为寒战。卫气郁发，阳胜而热，则寒往矣，胜极而衰，营阴闭藏，又复如初，阴胜而寒，则热往矣，故少阳之经，有寒热往来之证。营卫相争，久分胜负，寒胜则入于太阴，热胜则入于阳明。入于阳明，则有生而无死，入于太阴，则有死而无生。其入脏入腑，或死或生之机，总卜寒热之胜负。当其热来而寒往，即为阳胜之征，及其热往而寒来，便是阴胜之候。最可虑者，寒来而热不能来，热往而寒不能往也。

其在大人，寒战而热来，即望汗解，其在小儿，寒战而热来，即望痘生，往来寒热胜负之际，不可以不察也。

小柴胡汤

柴胡三钱　黄芩一钱　人参一钱　甘草一钱　半夏三钱　生姜二钱　大枣三枚

流水煎半杯，温服。

治寒热呕吐者。

柴胡芍药石膏汤

柴胡三钱　黄芩三钱　人参一钱　甘草一钱　半夏二钱　生姜二钱　大枣三枚　芍药二钱　石膏二钱，生，研

流水煎大半杯，分，温服。

治少阳热胜，半入阳明者。

柴胡桂枝干姜汤

柴胡二钱　半夏二钱　人参一钱　甘草一钱　生姜二钱　大枣

三枚　干姜二钱　桂枝一钱

流水煎半杯，温服。

治少阳寒胜，半入太阴者。

少阳居阴阳之半，半表阳旺，则热胜而入腑，半里阴旺，则寒胜而入脏，吉凶生死，悉判于此。庸愚妄作，以寒战为内热，而用泻下。此辈昏狂狞恶，不安下愚，敢肆凶顽，以祸苍生，可恨也！

›› 太阴经证

腹满心痞呕吐泄利

痘病四日，但传太阴之经，不入太阴之脏，此为顺证。阴胜寒作，则入于脏，伤寒痛满吐利之条，次第发矣。（《伤寒》：太阴之为病，腹满而吐，食不得下，自利益甚，时腹自痛。若下之，则胸下结硬）盖太阴以湿土主令，固有脏寒四逆之证。（《伤寒·太阴》：以其脏有寒故也，当温之，宜服四逆）而阳败湿淫，实为脾病之根。

湿者，脾土之本气，寒者，肾水之客气，究之己土之湿，亦缘癸水之旺。戊土降于火位，故其性燥，己土升于水分，故其性湿。土生于火而火死于水，火胜而土燥，则土能克水，水胜而土湿，则水反侮土，火土双败，水邪凌侮，是以脾脏湿寒也。湿旺而燥衰，寒增而热减，则太阴日胜，阳明日负，营血日长，卫气日消，痘家痒塌黑陷之根，全由于此。凡诸死证，无不缘于脾阴胜而胃阳负也。治太阴之脏，养中扶土，补丁火而泻癸水，无逾于茯苓四逆一方矣。

苓桂参甘厚朴汤

人参一钱　甘草一钱　干姜一钱　茯苓三钱　桂枝一钱　厚朴一钱

流水煎半杯，温服。

治太阴腹满者。

苓桂参甘椒附汤

人参一钱　甘草一钱　桂枝一钱　茯苓三钱　蜀椒一钱　附子二钱　芍药一钱　粳米半杯

流水煎半杯，温服。

治太阴腹痛者。

参甘姜苓半夏汤

人参一钱　甘草一钱　茯苓三钱　干姜一钱　半夏二钱　生姜一钱

流水煎半杯，温服。

治太阴呕吐者。

茯苓四逆加石脂汤

人参二钱　甘草一钱　干姜二钱　附子二钱　茯苓三钱　石脂一钱，生用

流水煎半杯，温服。

治太阴泄利者。

〉〉少阴经证

咽痛吐泄蜷卧四逆发痒黑陷
便血便脓溃烂无痂痘疔坚石

痘病五日，但传少阴之经，不入少阴之脏，此为顺证。火败寒胜，则入肾脏，《伤寒·少阴》欲寐、蜷卧恶寒、四肢厥逆、咽痛吐利之条，陆续见矣。少阴从君火化气，病则水胜而火败，寒长而热消，必至之势也。

少阴脉循喉咙，寒水上凌，相火失根，甲木逆冲，是以咽痛。寒水侮土，中气崩溃，胃逆则呕，脾陷则利。阳动而阴静，阴胜阳奔，水旺火熄，故蜷卧恶寒而但欲寐也。脾胃并主四肢，寒水侮土，四肢失温，故手足厥逆。阳胜则卫气发达而肌肤鲜华，阴胜则卫气沦郁而皮毛黎黑，卫气幽埋，不能发越，故郁而为痒。既不外发，则当内陷，势无中立之理，是以痒则必塌，而黑则必陷也。水寒土湿，风木郁陷，疏泄不藏，是以便血。湿寒凝涩，膏血腐败，风木失荣，是以下脓。卫气者，所以熏肤而充身，卫肌腠而敛皮毛，阳虚卫败，则肌肤失其收敛，溃烂而无痂壳。阳性松活，阴性石坚，寒水坚凝而石，故主痘疔。阴莫盛于少阴，所谓肾者主水，受五脏六腑之精而藏之，（《素问》语）故阴气独盛。痘家死证，悉以肾阴之盛也。

甘桔元射汤

甘草二钱　桔梗二钱　元参一钱　射干一钱

流水煎半杯，热服。

治少阴咽痛者。

茯苓四逆汤

茯苓三钱　人参一钱　甘草一钱　干姜二钱　附子二钱

流水煎半杯，温服。

治蜷卧恶寒，四肢厥冷者。

呕吐，加半夏、生姜。泄利，加石脂。与太阴同法。

茯苓桂枝参甘芪附麻苏汤

人参三钱　甘草一钱　茯苓三钱　桂枝二钱　黄芪三钱　附子二钱　升麻一钱　紫苏三钱

流水煎半杯，温服。

治痒塌黑陷者。

桂枝芍药黄土汤

甘草一钱　白术二钱　附子二钱　阿胶一钱　生地一钱　桂枝一钱　芍药二钱　灶中黄土三钱

流水煎半杯，温服。

治便血者。

桃花汤

干姜三钱　粳米半杯　赤石脂三钱

流水煎至米熟，取半杯，入石脂末五分，温服。

治便脓血者。

苓桂参甘黄芪汤

人参一钱　甘草一钱　茯苓二钱　桂枝一钱　黄芪三钱

流水煎半杯，温服。

治溃烂无痂者。

参甘桂附红蓝汤

人参一钱　甘草一钱　茯苓三钱　桂枝一钱　附子二钱　红花二钱　苏叶二钱

流水煎半杯，温服。

治痘疔坚石者。

先用银针刺之，后服此汤。

〉〉厥阴经证

气冲心痛咽疼消渴呕吐泄利便血
便脓腹痛腰痛厥逆发热疳疮瘑脓

痘病六日，但入厥阴之经，不入厥阴之脏，此为顺证。木郁风动，则入肝脏，《伤寒》厥阴气冲心疼、咽痛腰痛、消渴呕利、厥逆发热之证，必当渐生。厥阴以风木主令，土湿水寒，木郁风生，郁冲于上，则心疼咽痛、呕吐消渴之条见，郁陷于下，则腰疼腹痛、泄利脓血之病作。

厥阴之脉，自足走胸，贯膈而循喉咙，上入颃颡。冲于胸膈，则心为之疼，冲于颃颡，则咽为之痛。木郁蠱化，则吐蛔虫。木败胃逆，则呕水谷。木陷于土，郁冲于前，则病腹痛。木陷于水，郁冲于后，则苦腰痛。血藏于肝，谷消于脾，土败木贼，风令疏泄，脾伤则清谷不止，肝伤则便血不收。厥阴风木，生于癸水而孕丁火，实为水火之中气，中气既病，故水火不交，上热而下寒。水胜则发厥，火复则发热。少阴水胜而火败，故病甚则多死。厥阴水终而火复，故病剧而或生。盖以阴极阳回，往往见绝而苏。其厥逆者，死机也。其发热者，生兆也，而阳回热发，往往太过。热郁于上，则咽痛而吐脓血，热郁于下，则腹痛而便脓血，热郁于经，则随在而发痈脓。凡疳疮剥蚀，唇齿消烂，痈脓腐溃，手足卷屈者，皆厥阴之热淫也。厥阴之经，循喉咙之后，连目系，上出额，与督脉会于巅，下颊而环唇，故疳生于唇口。厥阴主筋，诸筋皆会于节，膝踝肘腕者，筋骨之关节，故痈生于肘膝。缘卫郁不能外发，一得厥阴之热，淫蒸腐化，则生疮痈。然虽热过营伤，而阳回痘发，卫气不陷，亦为厥阴之功。痘传厥阴之脏，半死半生，当于厥热胜复之际，先事预防也。

甘桔柴芩汤

甘草一钱，生　桔梗二钱　柴胡一钱　黄芩一钱

流水煎半杯，温服。

治咽痛者。

风盛咽燥，加生地、白芍。

参甘归芍栝蒌汤

人参一钱　甘草一钱，生　当归一钱　芍药二钱　生地一钱
栝蒌根三钱

流水煎半杯，温服。

治消渴者。

苓桂参甘芍药附子汤

人参一钱　甘草一钱　茯苓三钱　桂枝二钱　附子二钱　芍药
二钱

流水煎半杯，温服。

治腰痛腹痛者。

苓桂参甘归附汤

人参一钱　甘草一钱　茯苓三钱　桂枝二钱　附子二钱　当归
二钱

流水煎半杯，温服。

治厥逆不止者。

吐泄治同太阴。

当归芍药地黄汤

甘草一钱，生　芍药三钱　生地三钱　当归一钱

流水煎半杯，温服。

治发热太过者。

芍药黄土汤

甘草一钱　白术一钱　附子一钱　阿胶一钱　地黄一钱　芍药
二钱　黄芩一钱　灶中黄土三钱

流水煎半杯，温服。

治便血者。

痘家便血者死，以水寒土湿而木陷也。宜暖水燥土，而清风木。

白头翁汤

白头翁二钱　黄连一钱　黄柏一钱　秦皮一钱

流水煎半杯，温服。

治便脓者。

土虚木燥，腹痛胁痛者，加甘草、阿胶。

地黄芍药芩柏汤

甘草一钱，生　芍药二钱　生地一钱　元参二钱　黄芩一钱
黄柏一钱

流水煎半杯，温服。

治疳疮者。

外以黄连、石膏、甘草、青黛等份，研细，时时涂之。

甘草归地汤

甘草一钱，生　当归一钱　生地一钱　芍药二钱　桔梗二钱
元参二钱　丹皮二钱　黄芩一钱

流水煎半杯，温服。

治痈脓者。

〉〉 三阴治法

痘家日传一经，六日而至厥阴，阳平而不入于腑，阴平而不入于脏，经尽卫发，此勿药而有喜者。补泻之法，俱不可用，但须发表而已。阳盛则离经而入腑，阴盛则离经而入脏，入腑者有吉而无凶，入脏者少生而多死。此与伤寒、寒疫之证一也，而痘家之三阴，更为危险。以其表寒闭束，甚于大人，卫气难发而易

陷，死者十九也。

凡病腑热则宜寒泻，脏寒则宜温补，此定法也，而痘家一证，则但有温补之法，而无寒泻之条。盖伤寒攻下，皆在表解之后，痘家未有表解之时，是无可攻下之日也。若阴盛入脏，而温补及时，十犹救五，若温补后期，则九死一生，若稍用寒凉，则百不一生矣。

临痘证者，贵于在经而先觉，不贵于入脏而后喻。救之于履霜之前，则为良工，挽之于坚冰之后，是为下士也。

〉〉庸工谬妄

痘理微妙，贤智不解，况中古医工，庸愚凡陋，何足知此！其于古先圣哲言之谆切者，犹且背驰千里，况此之未经论著者乎！其荒唐讹谬，不必责也。至于《琐言》《正宗》之类，巨恶元凶，罪深孽重。而俗子庸夫，群而习之，以扇其虐，丑类凶徒，久而愈繁。此生灵之大祸，仁人之深忧，极当劈版焚书，不可留也。

四圣悬枢卷四

疹病解第四

小儿疹病，即大人温疫。风伤卫气，卫闭而营郁，营气内陷则死，外发则生。非解仲景中风，不知温疫，非解温疫，不知疹病。

疹病之义，岐伯、仲景，俱曾言之，而议论未详。后世庸工，不知凉营发表，而率用寒下，徒伤里气而卫闭不泄，营气郁沦，遂殒性命。庭树方蘖，而遭攀折，山木始生，而夭斧斤。朝荣夕落，蕙兰与萧艾同伤，夏茂秋零，松柏共蒲柳先殒。半枕黄粱，已非故我，一榻槐安，竟为异物。人悉言愁，我欲赋恨，作疹病解。

〉〉疹病根原

疹病者，温疫之伤卫气也。此因金水敛藏，卫阳未泄，是以风袭于气分。风伤大人，则为温疫，小儿则为疹病，其病一也，而证亦同焉。

血藏于肝，气统于肺，肝血温暖而升发，肺气清凉而降敛，自然之性也。气性闭敛，而风性疏泄，风伤卫气，泄其皮毛，卫愈泄而愈欲敛，敛而不启，内遏营血，故营郁而为热。六日经尽，营血郁勃，发于汗孔，红点圆平，其名曰疹。

小儿寒水蛰藏，相火未泄，营血本自清和。一袭邪风，相火升炎，亦同大人，故感冒温疫，营郁而疹发。疹点周密，营郁散越，则热退而病除矣。

凡人中风，未尝病疹，温疫之邪，胶粘闭塞，封固难开，小儿肌表固密，是以感之则疹生焉。

疹病之与中风，同是风邪，但气则疫疠而时则春夏，血蒸而表密，故热散而发疹点，证与中风不同也。

》 疹病隐显

小儿温疫传经，亦同大人，一日太阳，二日阳明，三日少阳，四日太阴，五日少阴，六日厥阴。六经既尽，营血外发，而生疹点。或发于三日之前，或发于六日之后，表邪之轻重不同，经气之衰旺非一也。

盖卫气敛闭，营郁热发，外无泄路，倘里有奥援，则内传腑脏，如脏阴未衰，表里异气，营热不得内传，经尽之后，营热郁隆，自然外发。其经阳素旺，则热盛于三日之前，其经阴不衰，则热盛于三日之后。邪轻而表疏，则外发之期早，邪重而表密，则外发之期晚。若卫闭而营不能泄，则郁闷躁烦，昏狂迷乱之证，色色皆起。遇脏阴素虚，则营热内蒸，终不外发，五脏燔烁，则人死矣。或发之未透，隐见于皮肤之内，郁而为痒，是为隐疹。隐疹者，营之半发而未透者也。隐疹之家，营热郁积，久而肌肉腐溃，发为风癞。

风癞由于隐疹，仲景论之于《伤寒·脉法》、《金匮·水气》之中，岐伯论之于脉要精微及风论之内，而隐疹之名，岐伯未言，实始仲景。此先圣疹论之始也。

›› 太阳经证

发热头痛

太阳在六经之外，感则先病。太阳之经，总统营卫，风自外感，而伤卫气，故太阳先病。风性疏泄，窍闭而风泄之，开其皮毛，气莫能敛，是以卫伤。卫秉肺气，素以收敛为性，风伤卫气，皮毛露泄，而卫气愈敛，其性然也。卫闭而遏营血，血中温气不泄，是以发热。太阳寒水之经，病则令气郁发，证见恶寒，温疫营遏热盛，故但热而不寒。其经自头下项，行身之后，营卫壅塞，不得顺行，故头项腰脊骨节俱痛。卫司于肺，胸中宗气，卫之根本，卫郁窍闭，宗气壅逆，逆行上窍，泄之不及，冲激而出，故生嚏嚏。卫为风袭，遏闭营血，营血不达，郁而生热，是卫伤而营病也。宜青萍汤，浮萍泻卫气之闭，芍药泻营血之郁，甘草、大枣，补其脾精，丹皮、生姜，调其肝气。使风随汗散，卫开而营泄，则不生疹病矣。以方在太阳，血热不深，用表药发之，只是汗出，尚无红斑也。

青萍汤

浮萍三钱　芍药二钱　甘草一钱，生　大枣三枚，劈　生姜二钱　丹皮二钱

流水煎半杯，温服，覆衣，取汗。

治疫疹初起，太阳证之轻者。

夏月热甚，须以元参佐之。

脉紧无汗

风伤卫气，脉浮头痛，发热汗出，以风泄于外而气不能闭也。若脉浮而紧，发热恶寒，身疼腰痛，烦躁无汗而喘促者，是

气闭于内而风不能泄也。

温疫亦然，凡风强则疏泄而有汗，气强则敛闭而无汗。有汗者轻，表疏则营郁易发，无汗者重，表密则血热难宣，此当以青萍石膏清散经邪。是时未传六经，营郁尚浅，风消热泄，则斑点不生，一汗而解矣。

青萍石膏汤

浮萍三钱　石膏二钱，生，研　杏仁二钱，泡去皮尖　甘草一钱，炙　生姜二钱　大枣二枚

流水煎半杯，温服，覆衣。

治疫疹初起，太阳证之重者。

烦热燥渴

疹传阳明少阳，燥动火炎，则生烦渴。若方在太阳，而烦渴已见，此其三阳素旺，将来多传阳明之腑。盖温疫之邪，受在少阳厥阴两经，足少阳从相火化气，足厥阴以风木主令。胃阳旺而燥盛，则风火激烈而烦渴以生，脾阴旺而湿盛，则风火清宁而烦渴不作。如烦渴见于太阳寒水之经，则火盛水负，湿亏燥盈，是其素秉如此矣。

火炎就燥，必传胃腑，此在大人，或有表解而病此者，小儿表密，必连经证。宜白虎加元麦青萍汤，清金而发表，绝其传腑之源也。

白虎加元麦青萍汤

石膏二钱，生　甘草一钱　知母一钱　粳米半杯　元参一钱　麦冬二钱，去心　浮萍二钱

流水煎至米熟，取半杯，热服，覆衣。

治疫疹初起，阳气素旺者。

寒热胜负

太阳以寒水主令，病则令气遏郁，而见恶寒。凡太阳经病，表阳闭束，发热而恶寒者，其常也。水旺则寒胜其热，火旺则热胜其寒。

君火胎于营血，相火者，君火之佐也。温疫营郁热发，动其君相之火，火必胜水。寒水未至颓败，犹稍见恶寒，寒水败亡，则寒从热化，但热而无寒。疹家稍见恶寒者轻，但热无寒者重。凡病不宜水旺，而寒水之在疹家，则贵若拱璧，宜补不宜泻也。

›› 阳明经证

鼻干口燥呕吐泄利

阳明经在太阳之次，太阳表邪不解，以次内传，二日则及阳明。其经挟口环唇，行身之前，经气上壅，则鼻口干燥而胸膈胀满。戊土上逆，碍甲木降路，甲木郁遏，而贼戊土，胃不能容，则作吐泄。温疫阳盛阴虚，但恐吐泄之亡阴，不虑吐泄之亡阳，吐泄亡阴，则入胃腑，吐泄者，疹家传腑之根也。

青萍葛根汤

浮萍三钱　葛根三钱　石膏二钱　元参一钱　甘草一钱　生姜二钱

流水煎半杯，热服。

治阳明经疹病，口燥鼻干，烦热不眠者。

青萍葛根芍药汤

浮萍三钱　葛根三钱　石膏二钱　元参一钱　甘草一钱　生姜二钱　芍药一钱

流水煎半杯，热服。

治疹病阳明经证备，而泄利者。

青萍葛根半夏汤

浮萍三钱　葛根三钱　石膏二钱　元参一钱　甘草一钱　芍药一钱　生姜二钱　半夏二钱，洗

流水煎半杯，热服。

治疹病阳明经证备，而呕吐者。

经热传腑

阳明经病，此在大人，汗之太过，则津亡而入胃腑，汗之不及，则热郁而入胃腑。小儿表密，不患其多汗之亡津，只虑其无汗而热闭。小儿温疫，方在阳明之经，法宜透泻其表，以散经热。汗出热散，自无入腑之虑。若表邪不解，阳旺之人，必传胃腑，传腑则不得不用承气诸方矣。

›› 阳明腑证

潮热谵语腹痛便秘

伤寒中风，一传阳明之腑，腑热熏蒸，开其皮毛，则见大汗。汗愈泄而土愈燥，表病则以汗解，而腑病则以汗增。疫邪固涩，汗出颇难，而小儿表密，更无自汗表解之理。虽传胃腑，而表证自在，此与伤寒中风之腑证不同，即与大人温疫之腑证亦殊。然有汗无汗之间，长幼自别，而潮热谵语，腹痛便结之条，亦不得迥相悬隔。盖汗亡而土燥，与无汗而火郁，皆成腑病，殊途同归，无有二也。

腑阳旺而脏阴亏，营热内蒸，不得外发，此疹家殒命之原。

相其轻重，泻以承气三汤，而加养阴凉血之味，脏阴续复，经热不能内陷，自然外发矣。

调胃承气加芍药地黄汤

大黄三钱，生　甘草一钱，生　芒硝一钱　芍药二钱　生地三钱

流水煎半杯，入芒硝，火化，温服。

治疹病阳明腑证，烦热谵语便秘者。

小承气加芍药地黄汤

大黄二钱　厚朴二钱，炒　枳实二钱，炒　芍药二钱　生地三钱

流水煎半杯，温服。

治疹病烦热谵语，痛满便秘者。

大承气加芍药地黄汤

大黄四钱　芒硝二钱　厚朴二钱　枳实二钱　芍药二钱　生地四钱

流水煎半杯，入芒硝，火化，温服。

治疹病烦热谵语，痛满便秘而燥者。

攻下缓急

温疫非必传胃腑，以其原无内热，只是外感，与温病之内热素积者不同。然营郁热盛，遇胃家阳旺，则表里感发，传腑甚易。虽未必人人传腑，而腑证颇多。但用承气攻下，必在表解之后。若表证未解，须以青萍、石膏、知母、生地，清润肠胃，凉泻肺心，而透发其表，不可攻下。如六日之外，经尽腑郁，势不可待，乃用下法。腑热既清，营郁自发。第俟其自发，不如承气

之中参以表药，使其腑热泻于魄门，经热泻于汗孔，一方而双解之，更为善也。

庸工不论经腑，逢人则下，固是错误，即腑病将成，经病未解，而遽下于六日之前，亦为孟浪。小儿脆弱，那可肆意如此也。

白虎加青萍地黄汤

浮萍三钱　生地三钱　石膏二钱　知母一钱　甘草一钱，生粳米半杯

流水煎半杯，热服，覆衣。

调胃承气加白芍青萍汤

大黄三钱　芒硝一钱　甘草一钱　芍药一钱　浮萍三钱　生姜二钱

流水煎半杯，温服。

》少阳经证

目眩耳聋口苦咽干胸痛胁痞呕吐泄利

少阳经在阳明之次，阳明表邪不解，以次内传，三日则及少阳。其经自头下项，行身之侧，由胸而走胁肋，归癸水而化相火。病则经气不降，逆克戊土，戊土被贼，不得下行，遂与少阳之经，彼此缠迫，故有心胸痞塞，胁肋鞕满之证。相火上炎，浊气升突，故有口苦咽干，目眩耳聋之条。胃腑被逼，不能容纳水谷，故作吐泄。少阳居表里之间，阴阳之界，阳盛则传于腑，阴盛则传于脏。温疫营郁热旺，脏寒不作，但有阳盛而传腑者，未有阴盛而传脏者。缘温疫之病，热在营血，而营血之热，全因相火之郁。伤寒中风，寒热往来之证，至此则第苦热来而不病寒来，以其相火郁隆，寒不胜热也。

柴芩栝蒌芍药汤

柴胡三钱　黄芩二钱　半夏二钱　甘草一钱，生　生姜二钱
大枣三枚　栝蒌根三钱　芍药三钱

流水煎半杯，热服，覆衣。

治少阳疹病，目眩耳聋，口苦咽干，胸痛胁痞者。

大柴胡加元参地黄汤

柴胡三钱　黄芩二钱　半夏二钱　芍药二钱　枳实一钱　大黄
二钱　生姜二钱　大枣二枚　元参二钱　生地三钱

流水煎大半杯，温服，分二次。

治少阳疹病，半入阳明胃腑，呕吐泄利者。

›› 三阳传胃

温疫三阳经病，营郁热盛，阳旺之人，则传胃腑。或自太
阳，或自阳明，或自少阳，内传之来路不一，视其腑热郁发之早
晚也。

卫统于肺而实化于阳明，卫旺营虚，皮毛敛涩，腑热燔蒸而
表无泄路，营郁莫达，此疹病所由死也，若腑阳非盛，营热不能
内传，经尽之后，自然外发。斑点一生，营郁解矣。

痘家营闭而卫不能发则死，疹家卫闭而营不能发则死。卫气
之发，赖乎阳明，营气之发，赖乎太阴，故痘家最忌阳明之虚，
疹家惟恐阳明之旺。滋太阳之寒水，泻少阳之相火，助己土之
湿，而润庚金之燥，治阳明腑证之大凡也。

内外感伤，一切百病，悉由阳虚，不宜润药，其最宜滋润
者，惟有此种，多服地黄、天冬，愈善也。

》太阴经证

腹满嗌干

太阴经在少阳之次，少阳表邪不解，以次相传，四日则及太阴。其经自足走胸，行身之前，温疫营郁热盛，三阴之经，化气于三阳，故病传太阴，则腹满而嗌干。与温病略同，但内热之新故虚实不同也。

卫化于阳明，营生于太阴，阳明旺而太阴衰，则卫闭而营不能发，太阴旺而阳明衰，则营发而卫不能闭。营发则斑见而人生，卫闭则热亢而人死。疹家斑点发生，全赖脾阴之旺，滋益脾精，以泽燥土，疹家太阴之定法。

内外百病，悉缘太阴之湿，而惟疹病，则惟恐其燥。己土非燥，营热不至里蒸，终当外发也。

青萍地黄汤

浮萍三钱　生地三钱　丹皮二钱　芍药二钱　甘草一钱　生姜二钱　大枣三枚

流水煎半杯，热服。

治疹病太阴经证，腹满嗌干者。

》少阴经证

口燥舌干

少阴经在太阴之次，太阴表邪不解，以次相传，五日则及少阴。其经自足走腰，行身之后，以癸水而化君火。少阴百病，皆水胜而火负，而惟温疫，则火胜而水负，故口燥舌干而渴。以其营郁热发，君相燔蒸，一水不敌二火，而再值木生火长之时，则水亏火盈，必然之势。滋益肾水，以清壮火，疹家少阴之良规也。

青萍天冬汤

浮萍三钱　天冬三钱　生地三钱　元参二钱　丹皮一钱　生姜三钱　栝蒌根三钱

流水煎半杯，热服。

治疹病少阴经证，口燥舌干者。

›› 厥阴经证

烦满发斑

厥阴经在少阴之次，少阴表邪不解，以次相传，六日则及厥阴，六经尽矣。其经自足走胸，行身之侧，循阴器而上行，故烦满而囊缩。厥阴肝木，司营血而胎君火，又与少阳相火两相表里，温疫之病，受在营血，营郁热发，君相之火俱炎，传至厥阴，热盛极矣。是时肝血不枯，水土滋润。营热不能内传，外发皮毛，自见红斑。经传厥阴，法宜凉营血而滋风木，泻皮毛而清相火也。

青萍当归汤

浮萍三钱　当归二钱　生地三钱　丹皮二钱　芍药二钱　生姜二钱　甘草一钱

流水煎半杯，热服。

治疹病厥阴经证，烦满囊缩，而使之发斑者。

›› 红白续发

红斑外发，则营郁泄越，但卫闭未能豁开，其发非一次可尽。凡欲发斑，则生烦躁，脉必浮数。陆续出至二三日，继以白斑，则透发无遗矣。

白斑者，卫气之外泄也。白斑将发，人必烦郁昏晕，脉必浮大洪数，既发则脉静人安。别无余虑。红斑易生，白斑难生，非郁极不能外发。将发之时，烦乱昏狂，困极欲死者，往往有之也。

›› 紫黑迟见

疹家斑点外发，愈早愈轻。卫旺而表密者，往往经尽乃发，甚有迟至数日之后者。大概已过六日，便是斑发之期，愈迟愈险。

若营弱不能遽发，过时斑见，而色变紫黑，则多至殒命。以其经热郁蒸，营血腐败，后期而发，遂难救药也。于其紫斑隐见，未能透发之时，速服清散之方，犹可挽转。是皆失于发表，故至于此。

›› 出没隐见

疹点透发皮肤之外，按阵续生，新者已出而旧者未没，此为顺证。若卫敛表固，营弱不能透发，隐见皮里，顷刻即回，此为不救。其次则虽不立回，而终隐皮里，不能透露，此为隐疹。隐疹之家，营郁热伏，未经表散，久而血肉腐溃，发生风癞之疾，数年之后，亦伤性命。若早用发表，必无此祸也。

›› 水停腹胀

疹家营热郁发，营藏于肝，其病自在厥阴。厥阴以风木主令，木郁风盛，津血耗伤，必生消渴。渴而多饮，土燥木达者，下窍疏泄，则水不停留。若土湿木郁，疏泄不行，必有停水。疹点出后，水停腹胀者，十之八九。此缘脏阴素旺，不能消水。若在痘家，便是三阴脏寒之证，疹家脏阴不亏，则经热外发，反得其益。其经热隆盛，脏寒固不发作，而积水停瘀，必当泻之。其后腹满胁胀，头目晕眩，咳喘气逆，干燥思饮，而水入即吐，不能容受，以猪苓泻其积水。溲溺一通，浊气下达，则眩晕咳喘诸证俱瘳矣。

猪苓汤

猪苓三钱　茯苓三钱　泽泻二钱　滑石一钱，研　阿胶一钱，炒，研

流水煎半杯，入阿胶，消化，温服。

治疹后水停，胀满咳喘诸证者。

〉〉 呕吐蛔虫

《伤寒·厥阴》有蛔厥之证，缘木郁蠹化，故生蛔虫。脏寒不能安蛔，故四肢厥逆，而吐蛔虫。非第伤寒，凡内外百病而见吐蛔，必是脏寒。惟温疫则是热证，缘其经热盛发，脏寒必不内作。即其脏阴素旺，益以饮冷生寒，而疹家原不以脏寒败事，虽见吐蛔，不与伤寒、杂病同论。未可温里，只宜凉营发表，但不当用寒泻耳。

〉〉 疹后昏愦

斑发之后，轻者即起，重者余热未清，犹有烦郁谵妄之证，再服清散之剂，便可慧爽。而皮毛已开，汗液当泄，纵不服药，余热自当渐除。不过三日之内，无不清白，静候亦可，莫须多事也。

》疹后泄利

疹后泄利，全缘土湿水渍，以太阴湿旺，而渴饮水停，木郁风动，行其疏泄，水道不开，则谷道失敛，故生泄利。水去土燥，泄利自止，不须服药。若其不止，恐肝脾遏陷，致生利病，宜以五苓疏木泻水，以燥土湿也。

五苓散

茯苓三钱　猪苓二钱　泽泻二钱　白术二钱　桂枝一钱

研细，饮服二三钱，日三次。服后多饮暖水取汗。

治疹后泄利渴饮，小便不利者。

》疹后脓血

疹后泄利不止，肝脾郁陷，致成下痢脓血之疾。庸工谓是疹后余热，非也，此缘土湿木遏，郁生下热，膏血腐败，故便脓血。宜白头翁汤清其湿热，加甘草、阿胶、桂枝、茯苓，培土清风，疏木而泻湿也。

白头翁加甘草阿胶苓桂汤

白头翁三钱　黄连一钱　黄柏一钱　秦皮一钱　甘草一钱　阿胶二钱　桂枝一钱　茯苓三钱

流水煎半杯，入阿胶，消化，温服。

治疹后便脓血者。

》疹后目疾

疹后营郁不能透发，余热伤眼，眦烂睛红，久而不愈，此肝气不调之故。肝窍于目而司营血，血热未清，肝气抑遏，故令病此。

以凉营达木，泻湿清风之药，调其肝气，木荣风息，眼病自瘳。

芍药桂苓胶地汤

芍药三钱　桂枝一钱　生地三钱　甘草一钱　茯苓三钱　阿胶二钱　生姜二钱

流水煎半杯，温服。

治疹后目疾

›› 六经治法

疹家六日经尽，血热外发，而见红斑。其在三日之前，早服表药，一汗解矣，营郁既泄，不至发斑。若三日之后，以至经尽，而服表药，血热已深，虽有汗出，犹发斑点。治法总宜发表，前三日则加清金泻热之药，后三日则加凉血滋阴之品。要以表邪透发，经热肃清为主。发之不透，余热缠绵，淫渍种种诸疾，为害非小也。

›› 经腑殊方

疹家未病之前，原无内热，既病之后，亦无内寒。阳盛者，则有传腑之条，阴盛者，则无入脏之证。阳盛传腑，则宜寒泻，阳平而不入于腑，始终在经者，则寒泻无用，但须发表而已。善治者，在前三阳，则以汗解，在后三阴，则以斑解。详分经腑，细斟汗下，慎勿在经而用攻下之剂，亦莫入腑而用发散之方。汗下不谬，经腑清平，疹家之能事毕矣。

›› 汗下宜忌

痘病寒伤营血，营闭而卫郁，疹病风伤卫气，卫闭而营郁。

营开卫发，则生痘粒，卫开营发，则生疹点。以营热散于皮毛，故见红斑，而发自汗孔，故斑点正圆。营热外发则生，内郁则死。其内郁之原，必缘阳旺而腑热。腑热则宜寒泻，但内热之证，尚属后起，其先全是外热不解。阴旺之家，终无内郁之热，阳旺之人，表里感应，内郁日积，迟乃发热耳。阴旺而无内热者，固不可误清其里，即阳旺而内热未实，亦但可凉解表邪，未宜遽用寒泻，伤其里气。

病在经络，而攻其脏腑，此为粗工。若脏阴素旺之人，则中气败亡，而殒性命，所关非小。庸愚谬妄，凡治疹病，必用寒泻，已是不通，甚且泻之三日之内，方传阳经之时，则无论阳旺阴旺，总无是处矣。

四圣悬枢卷五

伊公四问第五

伊公，丞相文端公之孙，大司马学庭公之子，名赞咸，字益庵。聪明好古，博综百氏，而尤爱农黄之学。玉楸子解温疫痘疹，四部俱成，此前贤所未喻，亦先圣之罕言。荒荒坤轴，落落玄宗，室无问字之人，门乏好奇之客。惟公清规远镜，洞辟灵台，玄鉴虚凝，廓开智府，挑银钉而夜诵，卷珠箔以晨披，得其寰中，超以象外。流水是其今日，明月乃其前身，百年以来，一人而已。采其清言微旨，作四问之篇。

》伊公问旨

癸酉八月，玉楸子成《四圣悬枢》。论温疫痘疹之法。少司马伊公问曰：温疫痘疹四病，异同之义云何？玉楸子曰：感于秋冬，谓之伤寒，感于春夏，谓之温病。温病者，一人之病，非众人所同病也。其州里传染，众人同病者，是为疫疬。疫分寒温，春夏谓之温疫，秋冬谓之寒疫。痘即大人之寒疫，疹即大人之温疫也。

》问温五条

问：经所言热病为何？玉楸子曰：热病即温病也，病于春者谓之温，病于夏者谓之热。《素问·评热病论》：先夏至日者为病温，后夏至日者为病暑。暑即热也，以时令而异名也。

问：温病与伤寒何殊？玉楸子曰：《素问》：热病者，伤寒之类也，而实非伤寒。伤寒感秋冬之寒，温病感春夏之风，时令不同，而寒温异矣。

问：温病与温疫何殊？玉楸子曰：温病之根，得之冬伤于寒而有内热，感则表里皆病。温疫冬不伤寒，而无内热，但是表病。阳盛之家，而后里病也。

问：冬伤于寒，何缘而有内热？玉楸子曰：冬气封藏，天地闭塞，阳蛰九地之下，则寒水得令。人于冬时，纵欲亡精，阳泄而火飞，是以变寒而为热也。

问：冬伤于寒，何缘而春必病温？玉楸子曰：凡外感之深，必因内伤之重。阳气重伤，病则寒深，阴气重伤，病则热深。表里热剧，皮毛不开，是为温病。盖卫气以收敛为性，平日内热郁伏，一遇风邪，伤其卫气，卫闭则营郁。营血郁蒸而欲泄于内，风气发扬而欲泄于外，内外交泄而卫气愈敛，其性然也。敛而不启，乃成温病。春夏风多，是以最易感伤。若脏腑平和，素无内热，则旋感而旋解，不成温病也。

》问疫五条

问：疫分寒温，前贤不解，先生推仲景微义，以发眇旨，今吾闻所不闻，快矣！但犹有疑焉。秋冬则曰伤寒，春夏则曰温病，寒疫亦以秋冬名，温疫亦以春夏名。温病温疫，俱缘中风，仲景《伤寒》所列中风，实非春夏之温病，是为何时之邪也？玉楸子曰：仲景中风，秋冬之病也，秋冬之月，不皆寒天，其时日暖风和而病外感，自是风淫而非寒邪。然究与三春之炎风，九夏之温风，气候迥别，故但名中风，而不可以为温热也。

问：寒疫温疫，感异风寒，邪既不同，证自悬殊，其分别之义安在？玉楸子曰：风为阳邪，而性疏泄，寒为阴邪，而性闭涩，故温疫之脉浮缓，其证发热而有汗，寒疫之脉浮紧，其证恶寒而无汗。温疫卫闭而营郁，是以经尽而出红斑，寒疫营闭而卫郁，是以经尽而发白汗。汗者，卫气之所蒸泄，斑者，营血之所逼现。其病解既别，其病发亦判，不相混也。

问：温疫得之风邪，当与中风同法，寒疫得之寒邪，当与伤寒同法，今温疫不用桂枝，寒疫不用麻黄，其法不同，何居？玉楸子曰：春夏温病，秋冬伤寒，虽感天地之风寒，然不因岁气之偏。至于疫疠，阴阳愆伏，寒暄错乱，或盛夏而零寒露，或隆冬而飘温风，节候乖常，是以成疫。其分寒温于冬夏者，大略如此，而未始尽然，固难以桂枝麻黄统治错综无定之寒温也。

问：寒疫温疫之传脏腑，同乎不同？玉楸子曰：温疫有表热而无里热，不必传腑，阳盛者，里热作，乃传于腑。寒疫有表寒而无里寒，不必传脏，阴盛者，里寒动，乃传于脏。寒疫传脏，未始不入腑，其入腑者，亦是寒而非热也。温疫传腑，未始不入脏，其入脏者，亦是热而非寒也。温疫非无寒，而寒终不胜其热，入腑而病热者多，入脏而病寒者少。寒疫非无热，而热终不胜其寒，入脏而病寒者多，入腑而病热者少也。

问：温疫热胜，法宜清泻，寒疫寒胜，法宜温补，否耶？玉楸子曰：温疫之热，在表不在里，法宜清散其表热，不必清里，表热入腑，而后用清泻之剂。寒疫之寒，在表不在里，法宜温散其表寒，不必温里，表寒入脏，而后用温补之方。是当透发表邪，非有里证，不可误用攻补。后世庸工之于疫疠，不论寒温表里，概用硝黄泻下，十治九误，此助天为虐者也。

›› 问痘七条

问：痘始何时？书昉何代？玉楸子曰：黄帝、岐伯、越人、仲景四圣，谈医不及痘证，然疫疠之疾，岐伯于运气诸篇，往往及之。痘即大人寒疫，未有大人独病而小儿不病者。推其渊源，实始上古，但先圣未言耳。痘书之作，则起后世，大抵皆赵宋以后之人也。

问：小儿寒疫，何为而发豆颗？玉楸子曰：寒疫营闭而卫郁，营开卫泄则为汗，疫邪固涩，而小儿表密，卫气不能透发，故冲突皮肤，而发豆粒者。使窍开而汗出，卫郁泄于皮肤之外，不作痘形也。

问：痘粒之丰圆何故？玉楸子曰：寒邪外闭，三日而传三阳，卫郁盛满，发于汗孔，外为皮肤所限，旁为汗孔所束，卫郁发越，颗粒充盈，不得不丰圆也。

问：痘粒之散漫何故？玉楸子曰：肺藏卫气，而司皮毛，金性收敛，卫外而敛皮毛，故谓之卫。卫盛则皮肤敛束而致密，卫虚则皮肤松懈而疏豁。卫郁外发，冲其皮肤，而裹束不紧，旁无界限，是以散漫而不丰圆也。

问：痘属外感，可以汗解耶？玉楸子曰；何为而不可也！大人寒疫，必以汗解，小儿不得汗解，故发痘粒。若可汗解，何必以痘解。譬如大人，强以固表之药敛之，使之不得汗解，而以痘解可乎。

问：痘家最恐表虚，不能完满收结，今以汗泄卫阳，能无后虑？玉楸子曰：大人汗解，不必皆死，小儿无汗，不必皆生。卫虚者，汗之亦死，不汗亦死，卫盛者，不汗亦生，汗之亦生。若用人参黄芪于表药之中，则卫虚可汗，而何况实者。苟非过汗亡阳，保无后虑也。

问：痘书何故而错谬如是？玉楸子曰：造化之理，非圣不作，非明不述。百世一圣，而至犹接踵，千里一贤，而生同比肩，圣明之少也如是。即有圣作，必待乎述，况后无明者之述，即有明述，犹须乎作，况前无圣人之作。以俗子腐生而冒圣作之才，以顽民悍夫而僭明述之业，此蟪蛄而谈春秋，朝菌而议晦朔耳，何当于是哉！

» 问疹四条

问：生平所观疹痘之书众矣，无如此之明白清畅，犀照无遗者也。但小儿痘发而不再病，疹则感而又病，其义何居？玉楸子曰：小儿痘病，卫气大发，窍隧疏漏，复感寒疫，则与大人，同以汗解，故痘不再生。小儿疹病，即大人温疫，其痘后未尝不病寒疫，则其疹后何能不病温疫，是以可一而可再也。

问：疹病可以汗解乎？玉楸子曰：寒疫营闭而卫郁，温疫卫闭而营郁，营开卫发则为痘，卫开营发则为疹。营卫透泄，皆能作汗。痘疹者，营卫晚发而不得早泄者也，若早发其汗，卫郁既泄，则痘粒安生！营郁既泄，则疹点何来。既成痘疹，悉缘失治，原非必生之病，胡不可以汗解也！

问：疹病即大人温疫，先生但解温疫可矣，何为又解疹病？玉楸子曰：温疫一也，而少长大别，则证状亦自微异。小儿年齿幼小，然或怀质抱真而秉良资，大人春秋盛壮，然或淳漓朴散而负空器，则补泻温清之法，自难尽同也。

问：小儿疹病，既即大人温疫，何疹发之时，小儿独病，大人不染耶？玉楸子曰：《灵枢·九宫八风之篇》：太乙随一岁八节，而居八方，太乙移日，天必应之以风雨。风从所居之乡来，为实风，（如冬至后四十六日，风自北来，夏至后四十六日，风自南来）主长养万物。从其冲后来，为虚风，（如冬之南风，夏之北风也）伤人者也。仅候虚风而避之，故圣人曰：避虚邪如避矢石，邪勿能害。风从西方来，名曰刚风。风从北方来，名曰大刚风。风从东南来，名曰弱风。风从南方来，名曰大弱风。风有刚弱，人有少长，感以大王之风（宋玉《风赋》），少者不伤，（此大王之雄风也）袭以婴儿之风，（风从东方来，名曰婴儿风）长者不病。同声相应，同气相感，自然之理也。